Aamir Al-Mosawi

# Para além do limite: utilização segura de agentes hormonais no desporto

Aamir Al-Mosawi

# Para além do limite: utilização segura de agentes hormonais no desporto

ScienciaScripts

**Imprint**



Cover image: www.ingimage.com

This book is a translation from the original published under ISBN 978-620-8-22510-0.

Publisher:
Sciencia Scripts
is a trademark of
Dodo Books Indian Ocean Ltd. and OmniScriptum S.R.L publishing group

120 High Road, East Finchley, London, N2 9ED, United Kingdom
Str. Armeneasca 28/1, office 1, Chisinau MD-2012, Republic of Moldova, Europe
Managing Directors: Ieva Konstantinova, Victoria Ursu
info@omniscriptum.com

Printed at: see last page
**ISBN: 978-620-8-50937-8**

# Para além do limite: utilização segura de agentes hormonais no desporto

Aamir Al-Mosawi
Médico conselheiro e formador especializado
Cidade Médica de Bagdade e Centro Nacional de Formação e Desenvolvimento
Ministério da Saúde do Iraque, Bagdade, Iraque
E-mail:almosawiAJ@yahoo.com

# CONTEÚDO

# RESUMO

Os esteróides anabolizantes são cada vez mais populares entre os atletas e os culturistas devido ao seu potencial para aumentar o crescimento muscular e o desempenho atlético, apesar dos riscos bem documentados associados à sua utilização.

É importante salientar que doses elevadas e a combinação de múltiplos esteróides anabolizantes nunca podem ser consideradas seguras. Estas práticas podem levar a problemas de saúde graves, incluindo a supressão da hormona folículo-estimulante e da hormona luteinizante (LH), resultando em hipogonadismo hipogonadotrópico, atrofia testicular, azoospermia ou impotência. Além disso, os utilizadores podem sofrer de disfunção hepática, hepatoma e uma série de efeitos neuropsiquiátricos.

Tragicamente, a morte de numerosos atletas, nomeadamente culturistas, tem sido cada vez mais associada ao consumo de esteróides anabolizantes.

Nas minhas publicações anteriores, explorei as provas que apoiam a utilização de suplementos desportivos nutricionais, que são geralmente alternativas mais seguras aos esteróides anabolizantes. No entanto, continua a haver uma lacuna preocupante: há poucas provas que sugiram que um número significativo de utilizadores de esteróides anabolizantes siga os conselhos ou avisos médicos.

Este livro procura responder a uma questão crucial: "Podem os agentes hormonais ser usados com segurança no culturismo e noutros desportos?"

# CAPÍTULO UM

# ESTERÓIDES ANABOLIZANTES: GANHOS OU CONSEQUÊNCIAS GRAVES?

Este capítulo introdutório sublinha a natureza dupla dos esteróides anabolizantes e as consequências perigosas que podem advir da sua utilização abusiva para melhorar o desempenho.

Os esteróides anabolizantes tornaram-se cada vez mais populares entre os atletas e os culturistas, celebrados pelo seu potencial para aumentar o crescimento muscular e o desempenho atlético. No entanto, o fascínio destas substâncias é atenuado por uma série bem documentada de riscos para a saúde associados à sua utilização.

É crucial sublinhar que as doses elevadas, bem como a prática de empilhar vários esteróides anabolizantes, nunca podem ser consideradas seguras. Estas práticas conduzem frequentemente a complicações de saúde graves, incluindo a supressão da hormona folículo-estimulante (FSH) e da hormona luteinizante (LH). Esta perturbação hormonal pode resultar em condições como hipogonadismo hipogonadotrópico, atrofia testicular, azoospermia e impotência.

Além disso, os utilizadores podem sofrer graves disfunções hepáticas, o desenvolvimento de hepatoma e uma variedade de efeitos neuropsiquiátricos, incluindo alterações de humor, agressividade e depressão.

Podem ocorrer complicações hepáticas em até 80% dos utilizadores de grandes doses dos derivados 17-alfa-alquilados da testosterona durante períodos prolongados. Pode ocorrer hepatite peliótica, causando insuficiência hepática e mesmo a morte. Foram também registados casos fatais de malignidade hepática.

Além disso, os esteróides anabolizantes são classificados como medicamentos sujeitos a receita médica e não devem ser utilizados sem supervisão médica adequada. Infelizmente, muitos indivíduos que procuram os benefícios destas substâncias fazem-no sem compreender as potenciais ramificações.

Tragicamente, as mortes de numerosos atletas, em particular na comunidade do culturismo, têm sido cada vez mais associadas ao consumo de esteróides anabolizantes.

**A Figura 1 (A-H)** ilustra a realidade sombria desta questão, mostrando culturistas que morreram antes de atingirem os 35 anos de idade.

A morte de jovens atletas, especialmente de culturistas, tem sido cada vez mais atribuída às complicações cardíacas da utilização de esteróides anabolizantes, incluindo ateroslerose coronária, enfarte do miocárdio e cardiomiopatia.

Nas minhas publicações anteriores, explorei os potenciais benefícios dos suplementos nutricionais desportivos, que são geralmente considerados alternativas mais seguras aos esteróides anabolizantes. Apesar disso, persiste uma lacuna preocupante: há poucos dados que indiquem que um número significativo de utilizadores de esteróides anabolizantes segue os conselhos médicos ou as advertências relativas à sua utilização [1-13].

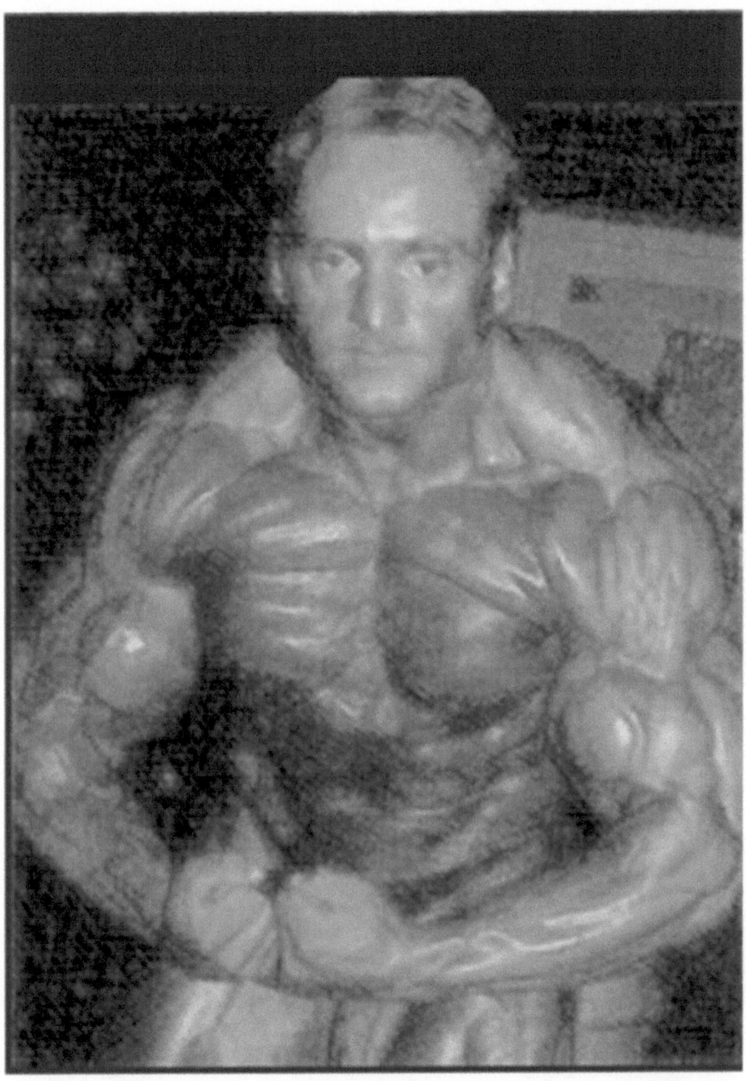

**Figura 1A:** Andreas Münzer (25 de outubro de 1964 - 14 de março de 1996) - Um culturista austríaco que faleceu aos 32 anos. A autópsia revelou danos no fígado que levaram à falência de múltiplos órgãos.

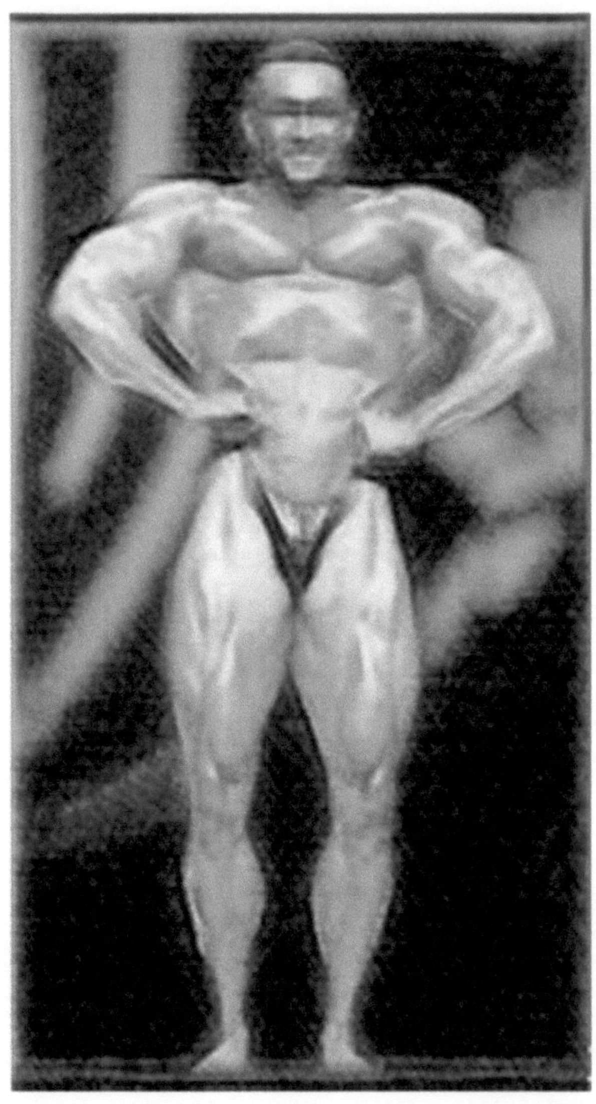

**Figura 1B:** BJ Johns (1963-1997) - Um culturista neozelandês que morreu aos 34 anos.

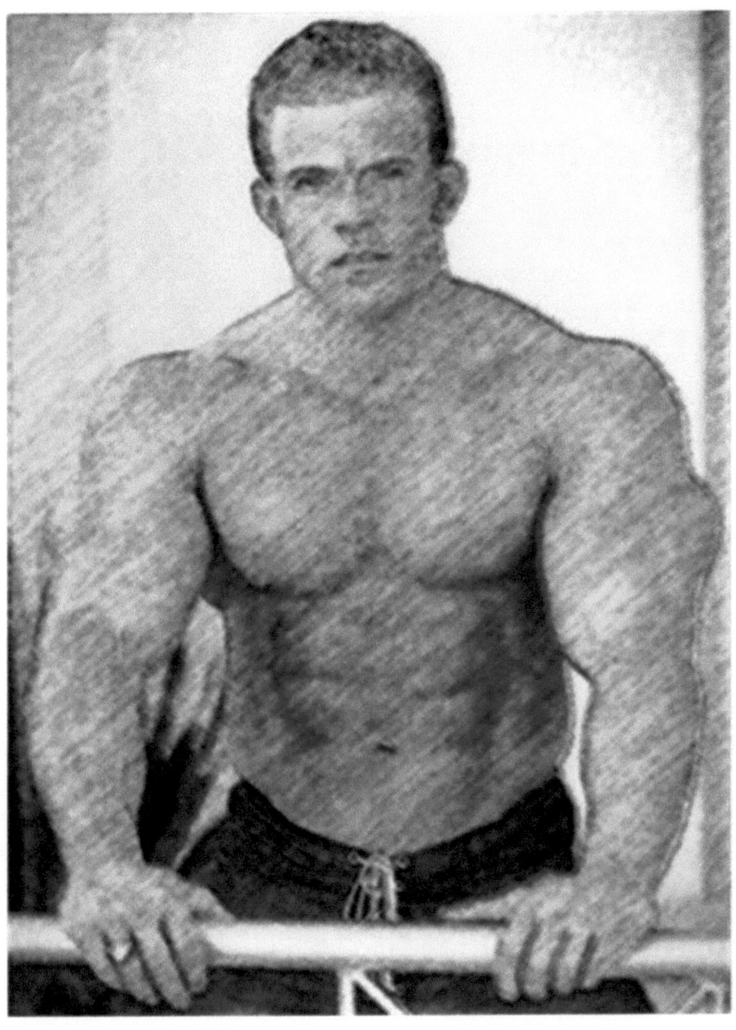

**Figura 1C:** Derek Anthony (8 de janeiro de 1967 - 9 de setembro de 1999) - Culturista americano que sofreu um ataque cardíaco aos 32 anos.

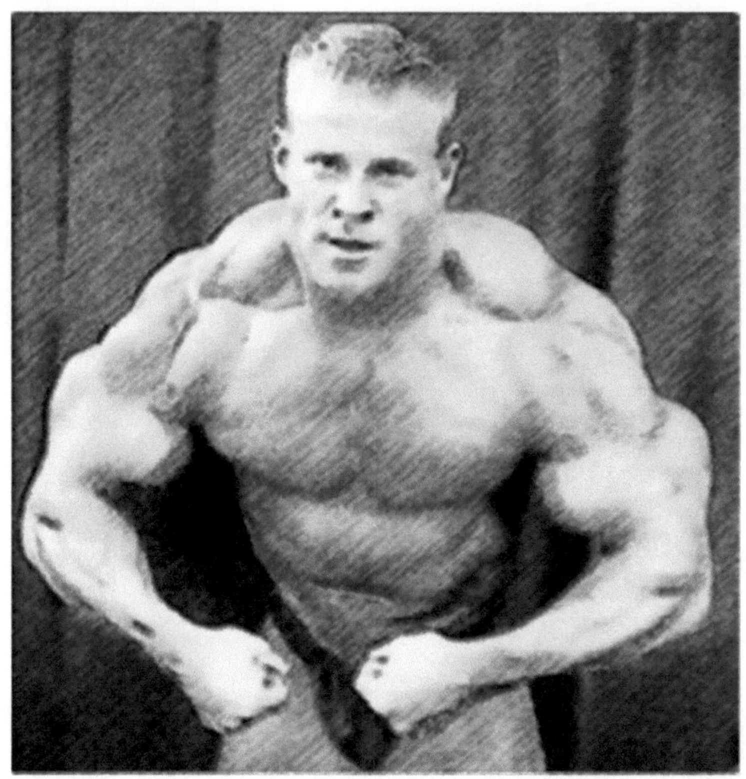

**Figura 1D**: Scott Klein - Morreu em 2003, aos 30 anos, devido a insuficiência renal.

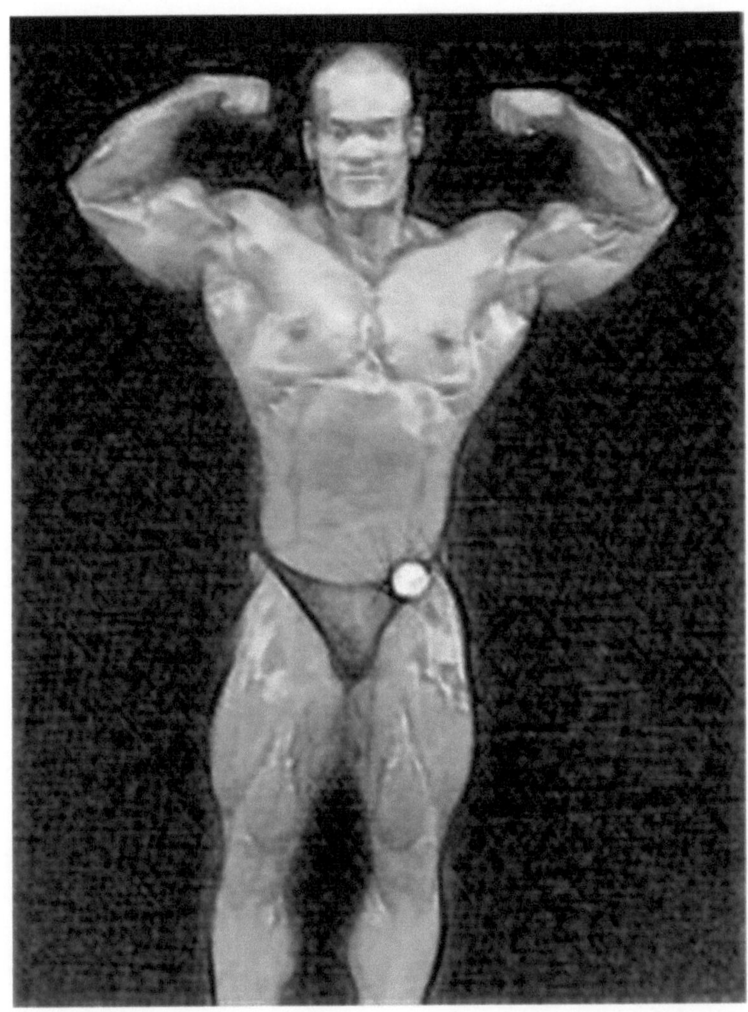

**Figura 1E**: Robert Benavente (22 de outubro de 1974 - 6 de novembro de 2004) - Morreu de ataque cardíaco aos 30 anos.

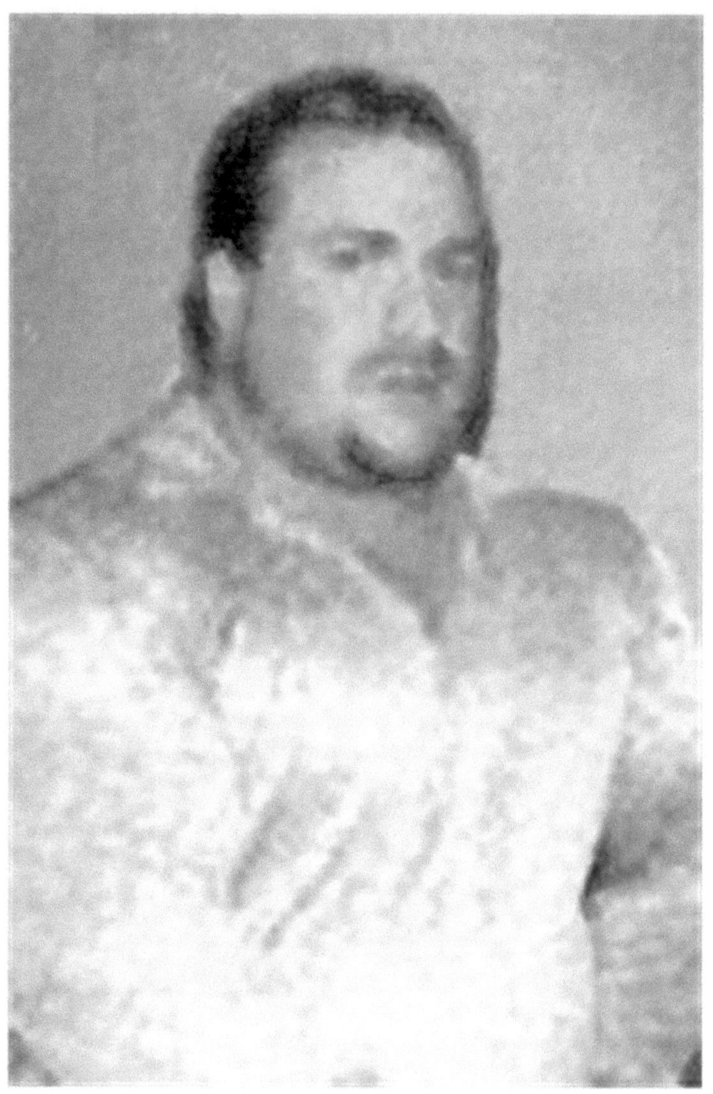

**Figura 1F**: Trevor Smith - Faleceu em 2004 após um ataque cardíaco aos 33 anos

.

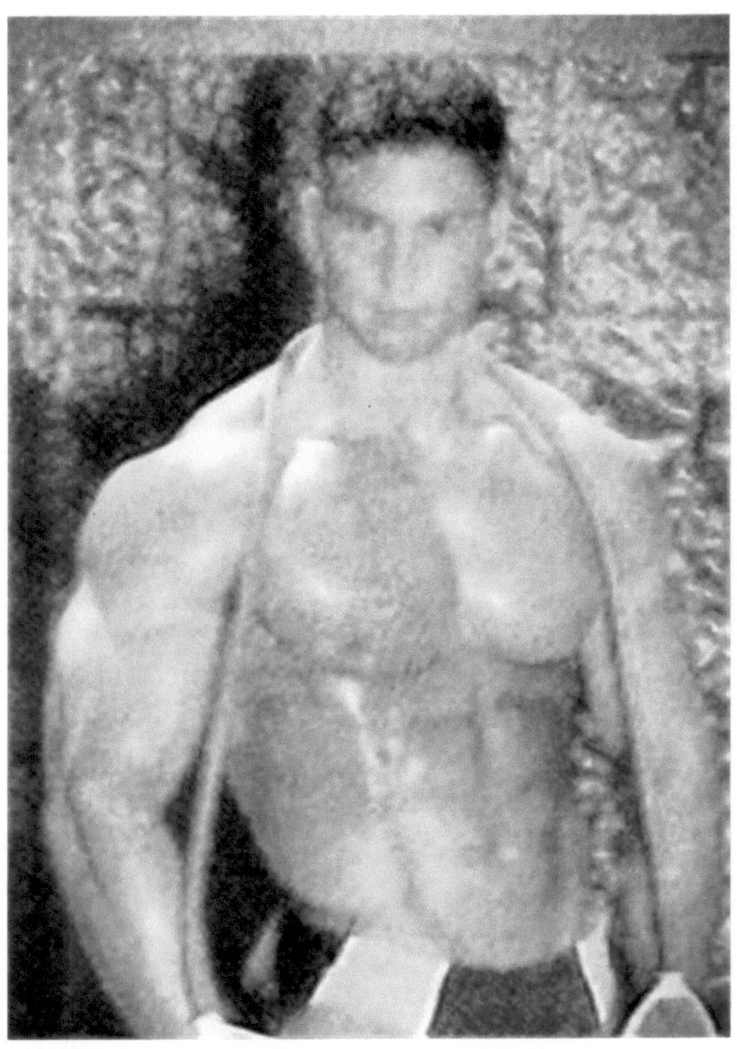

**Figura 1G**: Rob Sager (1977-2007) - Morreu de insuficiência cardíaca aos 30 anos.

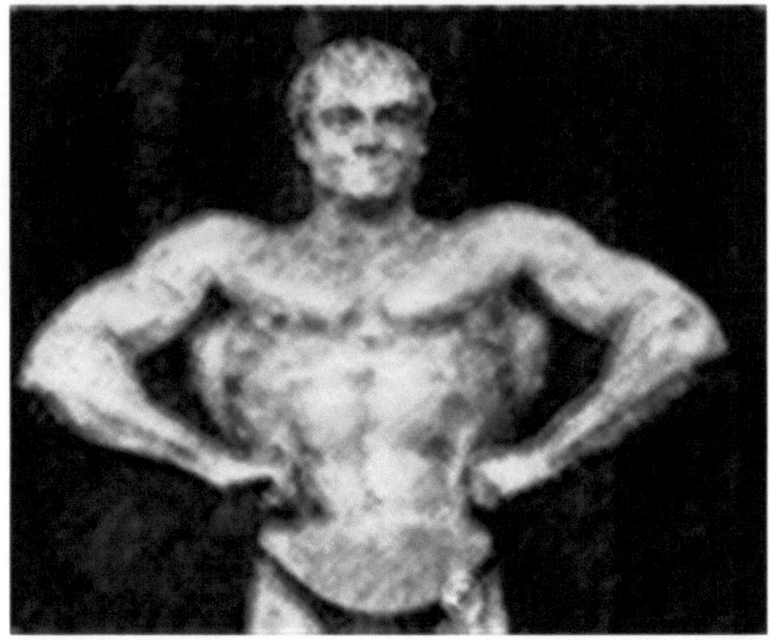

**Figura 1H**: Dan Puckett - Morreu em 2007 com 22 anos; a autópsia sugeriu arritmia como causa.

# CAPÍTULO DOIS

# ESTERÓIDES ANABOLIZANTES: EVOLUÇÃO HISTÓRICA E APLICAÇÕES CLÍNICAS

Os esteróides anabolizantes, derivados da testosterona, dividem-se geralmente em duas categorias: os derivados do 17 alfa-alquilo e os derivados do 17 beta éster. O seu desenvolvimento e aplicação clínica têm uma história rica que se estende por várias décadas [14, 15, 16].

Na década de 1930, o bioquímico alemão **Adolf Butenandt** (Figura 2A) isolou com sucesso a testosterona, a principal hormona sexual masculina, o que lançou as bases para novos avanços. Nomeadamente, **Leopold Ružička** (Figura 2B) sintetizou a testosterona pouco depois da descoberta de Butenandt, levando à sua exploração clínica. A utilização de esteróides anabolizantes evoluiu rapidamente [14].

Em 1938, **George L. Foss** (Figura 2C), de Inglaterra, introduziu o propionato de testosterona injetável como tratamento para a deficiência de testosterona, expandindo mais tarde a utilização de metil testosterona oral [15].

George L. Foss comunicou a primeira utilização clínica de propionato de testosterona injetável para a terapia de substituição da testosterona, adoptando as dosagens estabelecidas pelos investigadores anteriores Zuckerman e Greene em 1936.

De acordo com George L Foss, em 1938, Miescher e Tschopp relataram um estudo experimental em ratos machos castrados que mostrou que a utilização de metil testosterona oral era significativamente mais ativa do que a testosterona, o androstanediol, a androstenediona, o propionato de testosterona e a androsterona. A metiltestosterona oral aumentou o peso da próstata e da seminal [16].

Este facto levou Foss a explorar a aplicação clínica da metil testosterona, que, em 1939, referiu ser eficaz, mas alertou para os riscos associados a dosagens elevadas, que poderiam conduzir a efeitos secundários graves [17].

Em 1959, Foss, juntamente com Samuel Leonard Simpson, salientou potenciais complicações como a iterícia colestática relacionada com a utilização oral de metil testosterona [18].

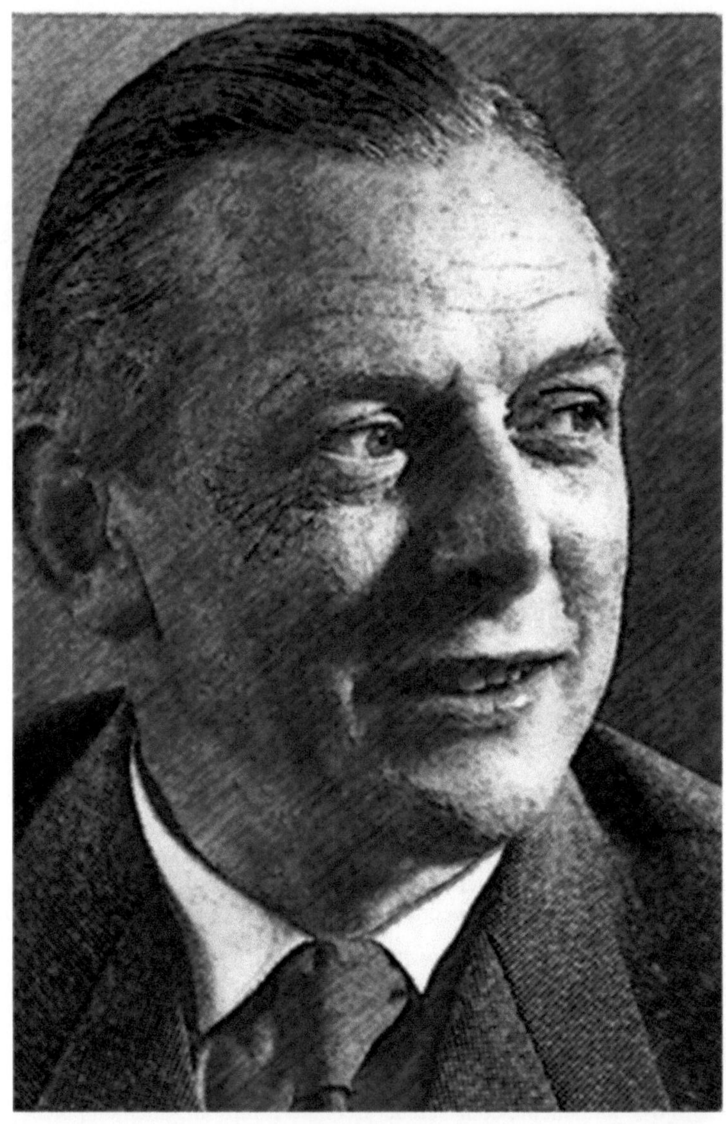

**Figura-2A: Adolf Friedrich Johann Butenandt (24 de março de 1903 - 18 de janeiro de 1995), bioquímico alemão**

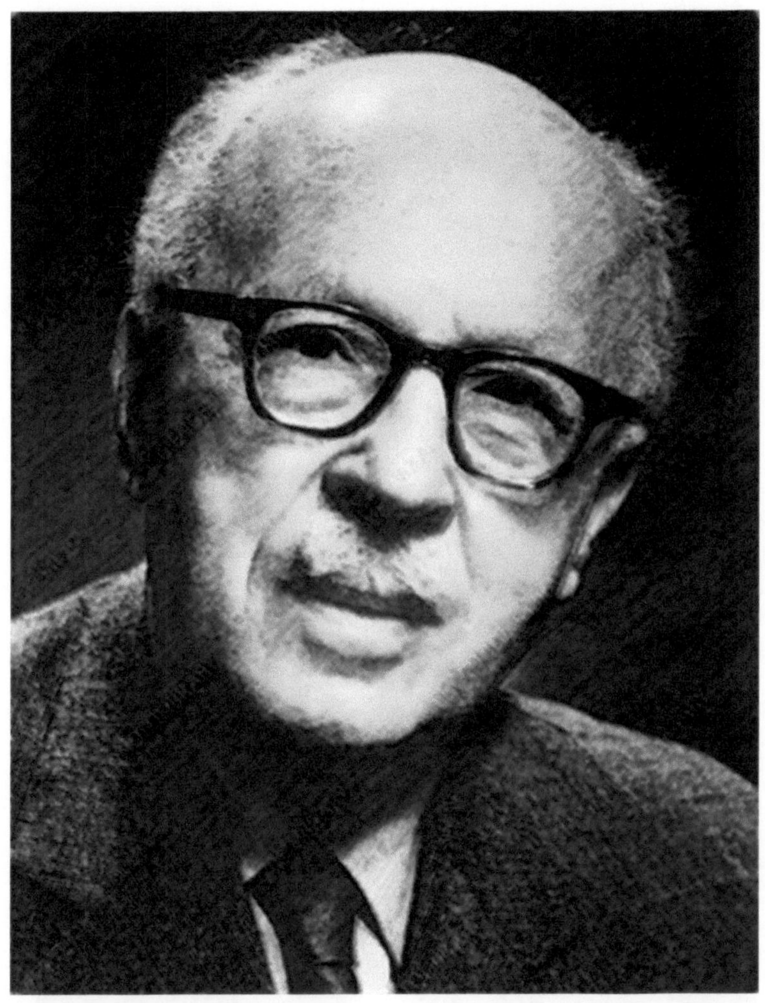

**Figura-2B: Leopold Ružička (13 de setembro de 1887 - 26 de setembro de 1976), um cientista croata-suíço**

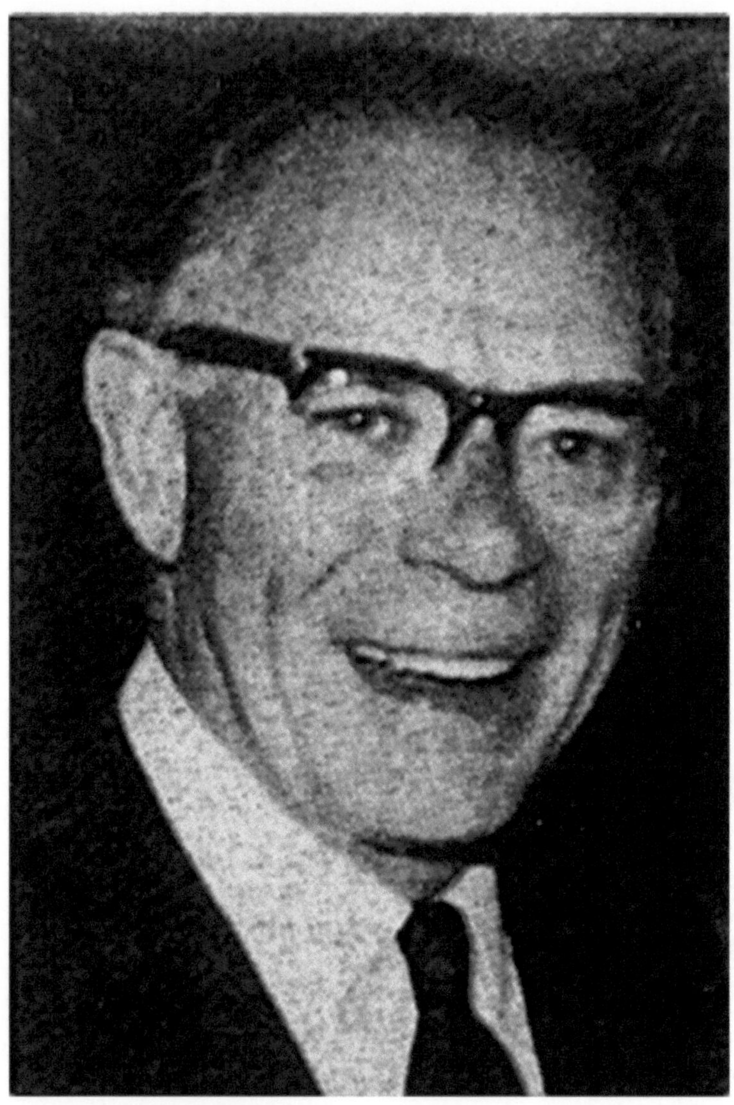

**Figura-2C: George L Foss de Inglaterra**

A década de 1950 marcou avanços significativos, incluindo a introdução da metandrostenolona (Dianabol), que oferecia efeitos anabólicos notáveis com propriedades androgénicas reduzidas.

**John Bosley Ziegler** (Figura-2D) popularizou a utilização da testosterona no atletismo, em particular entre os halterofilistas, salientando simultaneamente os riscos associados a doses elevadas.

De acordo com John Bosley Ziegler, a testosterona era utilizada como agente anabolizante pelos halterofilistas russos já em 1954. Por conseguinte, o Dr. Ziegler utilizou ele próprio a testosterona e deu-a ao treinador americano Bob Hoffman e a três halterofilistas, John Grimek, Jim Park e Yaz Kuzahara. A utilização de testosterona foi associada a um aumento de força que não podia ser produzido por qualquer treino isolado, mas ocorreram efeitos secundários.

A introdução da metandrostenolona (Dianabol) em 1959 marcou um desenvolvimento significativo nos esteróides anabolizantes.

Em 1959, Desaulles et al. relataram a utilização de metandrostenolona (Methandienone, metandienone), um novo esteroide anabolizante que foi vendido sob o nome de Dianabol (DBOL) num estudo experimental [19].

As observações clínicas indicaram uma estimulação significativa do crescimento em crianças com hipogonadismo e efeitos mínimos de virilização.

Em 1960, George L. Foss sublinhou que, em estudos animais com ratos, o efeito anabólico da metandrostenolona era equivalente ao do propionato de testosterona, mas o seu efeito androgénico era quase 100 vezes inferior ao do propionato de testosterona.

Relatou a sua experiência com a utilização de metandrostenolona (Methandienone, metandienone) em 9 crianças com hipogonadismo e 4 mulheres adultas. A utilização de metandrostenolona (0,25-0,5 mg/kg) durante 3-6 semanas foi associada a um grande efeito anabólico e a uma estimulação do crescimento com aumento da altura e do peso. A virilização foi observada, mas foi mínima.

A utilização de metandrostenolona até 1,6 mg. /kg em fêmeas adultas não foi associado à virilização [20].

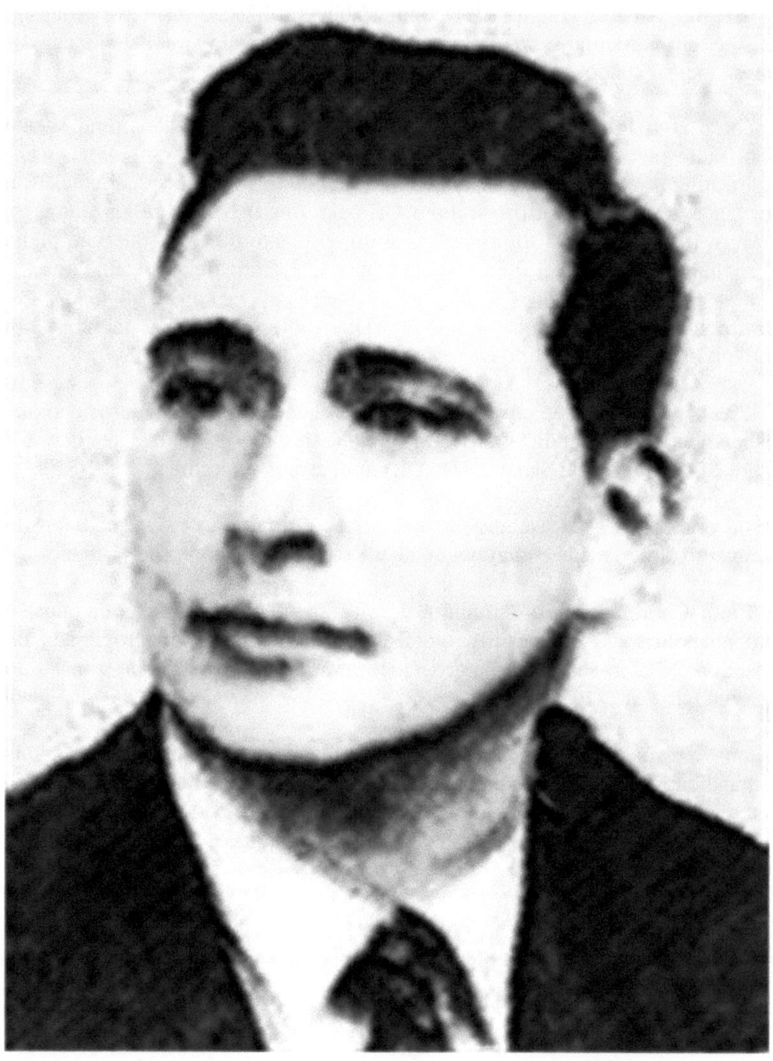

**Figura-2D: John Bosley Ziegler (1920-1983), médico americano**

O Dr. Ziegler utilizou Dianabol para melhorar o desempenho da equipa olímpica de halterofilismo dos EUA em Roma, no ano de 1960. No entanto, a equipa perdeu para os soviéticos. Alguns atletas que utilizaram 20 vezes a dose recomendada sofreram disfunção hepática, aumento da próstata e redução do volume testicular.

Ao longo dos anos 60, os esteróides anabolizantes encontraram várias aplicações clínicas, incluindo tratamentos para o atraso de crescimento e para a insuficiência renal crónica.

Tal como salientado por Wynn e Landon em 1961, embora os derivados da testosterona promovessem a retenção de azoto e o crescimento muscular, também apresentavam riscos de redução da função endócrina e potenciais complicações em doenças como o cancro da próstata.

Wynn e Landon, de Londres, sublinharam que os derivados da testosterona podem ter efeitos anabólicos, promovendo a retenção de azoto sob a forma de proteínas, e podem aumentar o crescimento muscular. Por conseguinte, têm potencial para serem úteis no tratamento do definhamento e da osteoporose, e podem ajudar a contrariar os efeitos catabólicos do tratamento prolongado com corticosteróides. No entanto, diminuem a função das glândulas endócrinas e afectam negativamente a espermatogénese. Além disso, podem ter efeitos virilizantes e progestagénicos e podem causar retenção de sal e água.

De acordo com Wynn e Landon, os derivados da testosterona podem ter o potencial de inibir o crescimento do cancro da mama nas mulheres, mas podem aumentar o crescimento do cancro da próstata. Por conseguinte, Wynn e Landon consideram que a hipertrofia da próstata constitui geralmente uma contraindicação à utilização de derivados da testosterona.

Wynn e Landon relataram a sua experiência clínica com a utilização de metandienona, e salientaram o seu efeito anabólico com um ligeiro efeito androgénico. Relataram um paciente que tinha perda de peso e hipertrofia da próstata e não teve aumento dos sintomas prostáticos apesar de ter recebido 100 mg de metandienona diariamente durante seis dias, seguidos de 50 mg diários durante 19 dias [21].

Ao longo da década de 1960, os esteróides anabolizantes ganharam força em várias aplicações clínicas. A utilização de Dianabol por Ziegler durante os Jogos Olímpicos de Roma em 1960 foi um momento crucial na história dos esteróides no desporto, embora tenha também chamado a atenção para os riscos de abuso.

**Arnold Schwarzenegger** (Figura 2E), um fisiculturista icónico, ficou famoso por utilizar esteróides anabolizantes sob supervisão médica, empregando testosterona e Dianabol. No entanto, a falta de acompanhamento médico pormenorizado levanta questões sobre a segurança de tais práticas.

Utilizava semanalmente testosterona injetável (100 mg) e metandienona oral (Dianabol) numa dose diária de 15 mg. No entanto, sem ter informações fiáveis de que Arnold não retirou a próstata, não sofreu atrofia testicular e continuou a manter a saúde através da terapia de substituição de testosterona, a conclusão de segurança relativa à utilização de esteróides anabolizantes por Arnold não pode ser válida de todo.

A década de 1960 assistiu também à introdução da oximetolona e do estanozolol, que foram utilizados para várias condições médicas, incluindo a síndrome nefrótica infantil e a debilidade grave. A oxandrolona, introduzida em 1962, demonstrou uma potência anabólica significativa, sendo utilizada no tratamento do atraso de crescimento em crianças. Estudos clínicos mostraram resultados promissores no aumento da velocidade de crescimento em doentes com insuficiência renal crónica, reforçando o seu potencial terapêutico.

Em 1961, Myerson relatou estudos clínicos e metabólicos sobre a oximetolona, um novo esteroide anabolizante que foi utilizado durante a década de 1960 no tratamento de doenças neuro-psiquiátricas, síndrome nefrótica infantil, retinopatia diabética, desnutrição infantil, anemia refractária e anemia aplástica [22-29].

Em 1962, Levin e colegas, e Pergola introduziram o estanozolol como um novo esteroide anabolizante. Foi utilizado na década de 1960 no tratamento de debilidade grave, condições psiquiátricas e atraso no crescimento [30-34].

Em 1962, Maurice Fox, dos Estados Unidos, e o seu grupo de investigação salientaram o aparecimento da oxandrolona, um análogo da 17α-metildihidrotestosterona que demonstrou ter seis vezes a potência anabólica da metiltestosterona [35].

Desde o início dos anos 60, a oxandrolona tem sido cada vez mais utilizada no tratamento do atraso de crescimento associado a uma variedade de condições, incluindo a síndrome de Down, a síndrome de Turner e a baixa estatura constitucional [36-47].

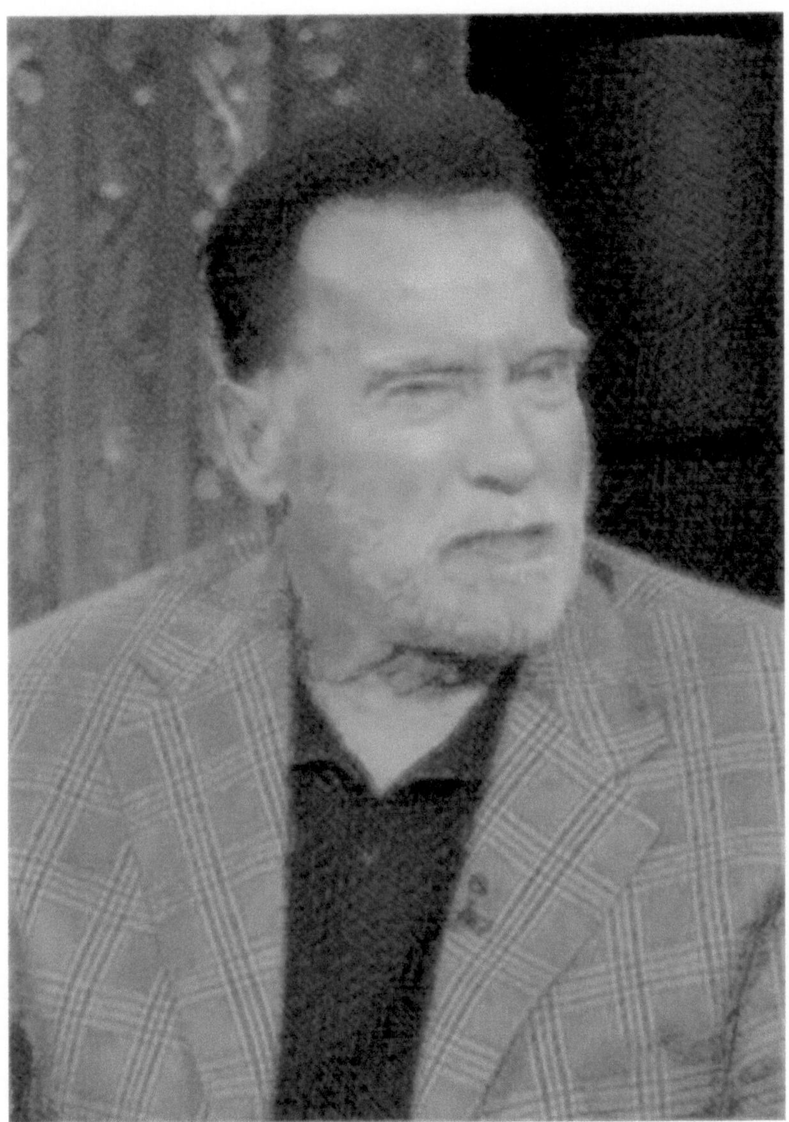

**Figura-2E: Arnold Schwarzenegger, sete vezes Mr.**

Em 1976, Moore et al. descreveram o tratamento de 130 doentes com idades compreendidas entre os 4 e os 17 anos, que apresentavam baixa estatura sem complicações, com oxandrolona (0,25 mg/kg/dia) durante 4 anos. O tratamento foi associado a um aumento de duas vezes na velocidade média de crescimento nos primeiros 6 meses, e proporcionou uma estimulação efectiva do crescimento durante 4 anos [44].

A oxandrolona também tem sido utilizada no tratamento da insuficiência renal crónica [48-50].

Em 1980, Jones et al. de Londres relataram 8 doentes do sexo masculino com idades compreendidas entre os 9,5 e os 17 anos que sofriam de insuficiência renal crónica e eram tratados com hemodiálise regular. Os doentes foram tratados com oxandrolona durante 0,4 a 1,3 anos. O tratamento foi associado a um aumento marcado da velocidade média de crescimento sem aceleração importante da maturação esquelética. Ocorreu hepatotoxicidade reversível num nono rapaz que não continuou o tratamento. A retenção de sal e de água foi ultrapassada diminuindo a dose. Jones et al. sugeriram que a oxandrolona pode ajudar a estimular o anabolismo e o crescimento em casos infantis de insuficiência renal crónica [50].

Outros esteróides anabolizantes orais comummente utilizados incluem a mesterolona, que foi introduzida em 1966[51], e o undecanoato de testosterona oral, que foi introduzido em 1975[52].

A história dos esteróides anabolizantes reflecte uma narrativa dupla de inovação médica e de preocupações éticas. Embora tenham sido benéficos no tratamento de várias condições médicas, o potencial de abuso em ambientes desportivos e os riscos de saúde associados não podem ser ignorados.

À medida que a investigação prossegue, é crucial equilibrar as aplicações terapêuticas dos esteróides anabolizantes com uma compreensão abrangente dos seus efeitos secundários e das implicações a longo prazo para a saúde.

# CAPÍTULO TRÊS

# O ESTERÓIDE ANABOLIZANTE ORAL MAIS SEGURO

Muitos culturistas consideram a testosterona intramuscular semanal como o regime anabólico mais seguro. No entanto, os dados disponíveis sugerem que a oxandrolona oral pode ser o esteroide anabolizante mais seguro. Isto deve-se principalmente ao seu risco mínimo de danos no fígado e à sua menor atividade androgénica em comparação com a testosterona, o que reduz o risco de aumento da próstata. Outros esteróides orais, como o undecanoato de testosterona e a mesterolona (Proviron), são também considerados relativamente seguros, mas são provavelmente mais androgénicos do que a oxandrolona.

A investigação indica que a oxandrolona é menos hepatotóxica do que muitos outros esteróides anabolizantes. O seu perfil de risco favorável em relação às complicações cardiovasculares é particularmente notável, uma vez que influencia positivamente os perfis lipídicos, promovendo níveis mais baixos de colesterol LDL e triglicéridos, enquanto aumenta potencialmente o colesterol HDL [53-59].

Em 1968, Bernard A. Sachs e Lila Wolfman relataram pela primeira vez o uso de oxandrolona no tratamento de distúrbios primários do metabolismo lipídico. Observaram reduções significativas nos níveis de lípidos plasmáticos, particularmente em doentes com hipertrigliceridemia induzida por hidratos de carbono, embora a sua eficácia fosse menos pronunciada na hipercolesterolemia familiar [54].

Em 1974, Doyle e colegas observaram que a oxandrolona era eficaz na redução dos triglicéridos plasmáticos em 47 doentes com hiperlipidemia durante um período de sete meses. Mais de 50% destes doentes registaram uma redução de mais de 50 mg/dL nos triglicéridos e mais de 30% apresentaram uma diminuição dos níveis de colesterol. É importante notar que não foram registados efeitos adversos durante o tratamento [55].

Mais tarde, o grupo de investigação de Claude L. Malmendier, na Bélgica, confirmou a capacidade da oxandrolona para diminuir os triglicéridos séricos e as lipoproteínas pré-beta nas hiperlipoproteinemias de tipo III, IV e V. Observaram que, embora pudesse elevar ligeiramente o colesterol sérico e as lipoproteínas beta, não era eficaz na hiperlipoproteinemia de tipo II. O seu trabalho salientou a ação hipotrigliceridémica da oxandrolona com um perfil de efeitos secundários favorável após utilização prolongada [56].

Em 1981, Hara et al. apoiaram ainda mais a utilização da oxandrolona no tratamento da hipertrigliceridemia, documentando reduções significativas nas lipoproteínas ricas em triglicéridos em doentes com hiperlipoproteinemia de tipo III e V após um período de tratamento de dez semanas, embora tenham notado um aumento transitório nos níveis de LDL [57]. Hara et al. sugeriram que a oxandrolona pode diminuir os triglicéridos plasmáticos por um mecanismo diferente do aumento da lipólise [57].

**Perfil de segurança e resultados a longo prazo**

Um estudo notável efectuado em 1984 por Charles L. Mendenhall envolveu 263 doentes com hepatite alcoólica, comparando tratamentos com prednisolona, oxandrolona e placebo. Embora nem a prednisolona nem a oxandrolona tenham reduzido significativamente a mortalidade a curto prazo, a oxandrolona pareceu melhorar a sobrevivência a longo prazo nos casos de doença moderada. Entre os que sobreviveram um a dois meses após o tratamento, a taxa de mortalidade aos seis meses foi significativamente inferior no grupo da oxandrolona em comparação com o placebo (3,5% vs. 19-20%, P = 0,02) [58].

Em 2004, as investigadoras Rhonda Orr (Figura-3A) e Maria Fiatarone Singh (Figura-3B) destacaram a eficácia e segurança da oxandrolona em várias condições clínicas, incluindo a perda de massa muscular associada ao VIH, queimaduras graves, doenças neuromusculares (como a distrofia muscular de Duchenne ou Becker) e hepatite alcoólica. Sublinharam que, ao contrário de muitos esteróides anabolizantes C17alfa-alquilados, é pouco provável que a oxandrolona cause hepatotoxicidade grave, embora tenham sido observados aumentos transitórios das transaminases hepáticas e reduções do colesterol HDL, particularmente com doses elevadas ou utilização prolongada [59].

A oxandrolona destaca-se como o esteroide anabolizante oral mais seguro disponível, apoiado por décadas de utilização clínica desde o início da década de 1960. A sua baixa hepatotoxicidade, os efeitos favoráveis nos perfis lipídicos e os resultados benéficos em várias condições médicas sublinham o seu potencial como uma opção preferida para quem procura uma terapia anabólica [36-59].

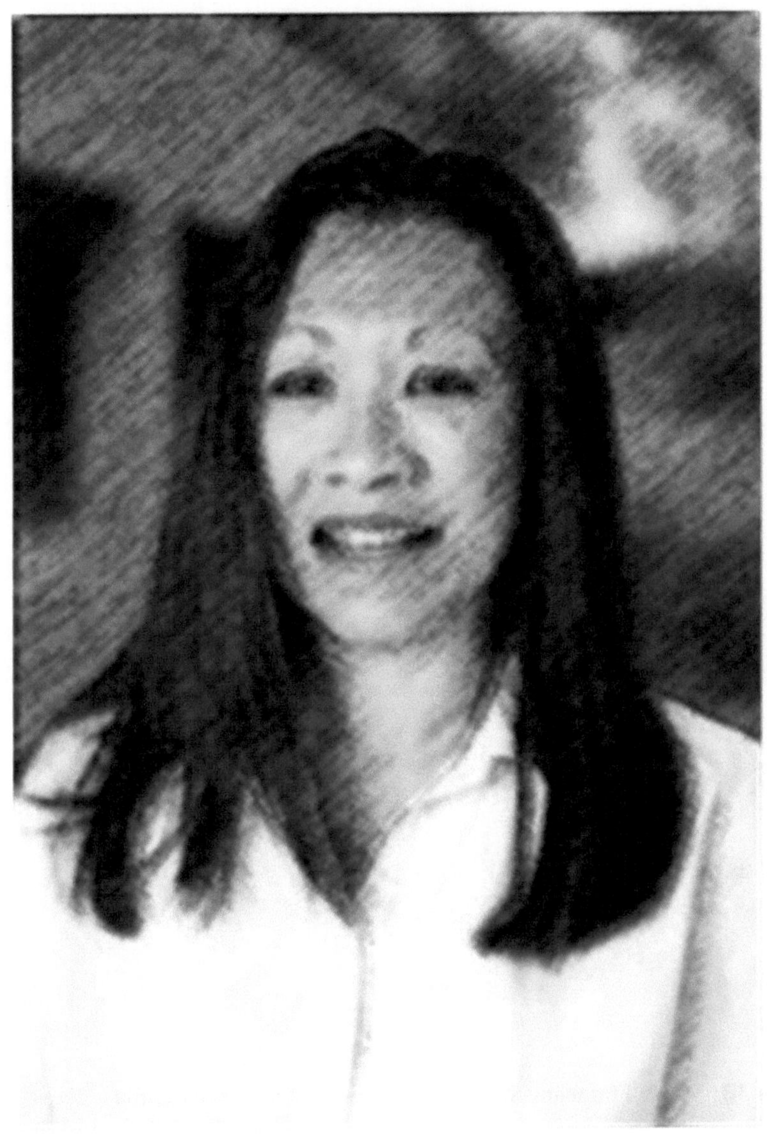

**Figura-3A: Rhonda Orr, uma investigadora da Austrália**

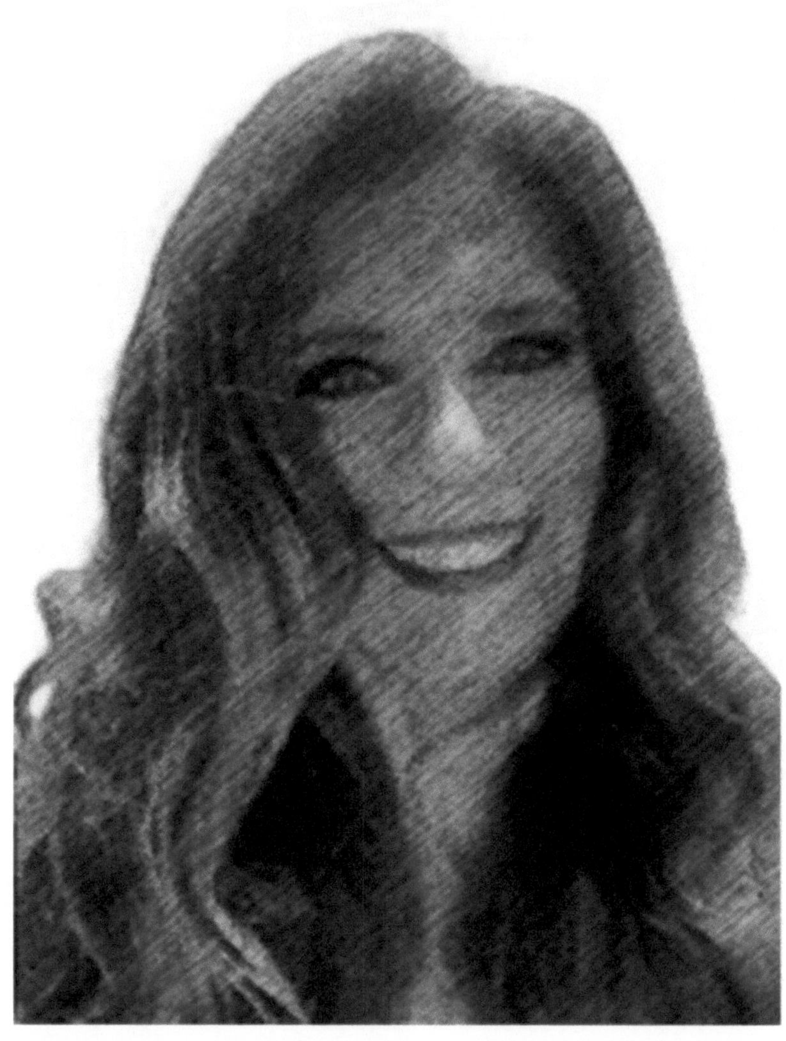

**Figura-3B: Maria Fiatarone Singh, uma investigadora da Austrália**

# CAPÍTULO QUATRO

# GONADOTROFINAS INJECTÁVEIS E CLOMIFENO ORAL: ALTERNATIVAS MAIS SEGURAS À TESTOSTERONA E AOS ESTERÓIDES ANABOLIZANTES?

A utilização de esteróides anabolizantes no desporto e na musculação apresenta riscos significativos para a saúde, incluindo desequilíbrios hormonais e problemas reprodutivos. Como tal, há um interesse crescente em terapias alternativas que podem ajudar a manter ou restaurar os níveis de testosterona sem os efeitos adversos associados aos esteróides anabolizantes. Este capítulo examina a eficácia das gonadotrofinas injectáveis e do clomifeno oral como potenciais alternativas.

A investigação indica que o tratamento com gonadotrofinas injectáveis e citrato de clomifeno oral pode restaurar eficazmente os níveis de testosterona e inverter os problemas reprodutivos causados pelo uso e abuso de esteróides anabolizantes. Estudos notáveis destacam a utilização da gonadotropina coriónica humana (HCG) para restaurar a produção de testosterona e a espermatogénese em atletas e culturistas, bem como casos bem sucedidos de restauração da fertilidade após a utilização de esteróides.

Em 1986, Martikainen et al. relataram o caso de seis atletas de potência que sofriam de hipogonadismo hipogonadotrófico após três meses de utilização de altas doses de esteróides anabolizantes. Foram tratados com uma dose única de gonadotropina coriónica humana (HCG) injetável, que aumentou significativamente os níveis séricos de testosterona e dihidrotestosterona sem elevar os níveis de estradiol ou 17-hidroxiprogesterona, sugerindo um efeito direcionado para a produção de testosterona [4].

Em 1995, Turek et al. dos Estados Unidos destacaram um caso de azoospermia num culturista que tinha usado esteróides anabolizantes durante cinco anos. Após a terapia de substituição de gonadotropinas, o paciente conseguiu conceber três meses após o tratamento, demonstrando o potencial das gonadotropinas na reversão da infertilidade induzida por esteróides [5].

Em 1998, Gill et al, do Reino Unido, relataram o caso de um doente de 17 anos com hipogonadismo hipogonadotrófico sintomático profundo, resultante do abuso de esteróides anabolizantes como fisiculturista.
A prescrição de testosterona injetável quinzenal (Sustanon) na dose de 250 mg durante 15 meses ajudou o doente a abandonar os esteróides anabolizantes. No entanto, quando parou de tomar testosterona, o hipogonadismo regressou e a testosterona sérica diminuiu de 14,0 para 8,5 nmol/L, tendo voltado a sentir impotência.

No entanto, foi tratado com sucesso com gonadotropina coriónica humana injetável administrada semanalmente durante três meses (10 000 unidades semanais durante quatro semanas, 5000 unidades semanais durante quatro semanas e 2500 unidades durante quatro semanas). Posteriormente, a função testicular normal foi mantida sem qualquer tratamento [6].

Em 2003, Dev Kumar Menon, de Kuala Lumpur, relatou o tratamento da azoospermia induzida por esteróides anabolizantes que persistia um ano após a interrupção dos esteróides anabolizantes com gonadotropina coriónica humana e gonadotropinas menopáusicas humanas.

Como culturista, o doente tinha utilizado cipionato de testosterona, metandrostenolona, oxandrolona, propionato de testosterona, oximetolona, decanoato de nandrolona e enantato de metenolona.

O paciente foi tratado com gonadotropina coriónica humana injetável (10000 UI) duas vezes por semana e gonadotropinas menopáusicas humanas injectáveis (75 UI diariamente) durante 3 meses. O tratamento foi associado à normalização da contagem de sémen e à obtenção de uma gravidez sete meses mais tarde [7].

Para além de tratar as complicações dos esteróides anabolizantes, as gonadotrofinas também têm sido exploradas para aumentar a produção de testosterona [60].

Em 2000, De Leo et al, de Itália, relataram um estudo que mostrou que a gonadotropina coriónica humana pode aumentar a produção de testosterona testicular e prevenir a hipofunção endócrina associada ao exercício prolongado [61].

Em 2004, Karila e colegas da Finlândia relataram que a utilização de gonadotrofina coriónica humana por 18 atletas de potência do sexo masculino que utilizavam grandes doses de esteróides anabolizantes contribuiu para manter a espermatogénese, apesar da ocorrência de uma diminuição transitória da qualidade do sémen, e apenas um atleta apresentou azoospermia [62].

O citrato de clomifeno também demonstrou eficácia na normalização dos níveis de testosterona e na melhoria da libido em indivíduos com hipogonadismo induzido por esteróides. Pode apresentar opções promissoras para os atletas que procuram melhorar o desempenho, minimizando os riscos para a saúde associados aos esteróides anabolizantes.

Em 1995, Bickelman e colegas documentaram melhorias na libido e nos níveis de testosterona após o tratamento com clomifeno num culturista com abuso prévio de esteróides [8].

Bickelman e colegas relataram o caso de um homem de 29 anos que sofria de impotência e redução da libido há um ano, apesar do tratamento com gonadotropina coriónica humana. Como culturista de competição, tinha utilizado esteróides anabolizantes durante oito meses em 1992. Utilizava ciclos alternados de 16 semanas de cipionato de testosterona (1500 a 1800 mg por semana) e de oximetolona (560 mg por semana). Após ter interrompido o uso destes medicamentos em agosto de 1992, foi

O volume testicular estava reduzido a 10 ml bilateralmente e tinha dois centímetros de ginecomastia bilateral. Apresentava também níveis séricos anormais de testosterona livre e de gonadotrofinas.

O doente foi tratado com citrato de clomifeno oral (50 mg) diariamente durante um mês. Tinha tido erecções matinais associadas a uma melhoria moderada dos níveis de gonadotrofinas (FSH e LH) e de testosterona livre, mas não se encontravam no intervalo normal.

A dose de citrato de clomifeno aumentou para 100 mg por dia. Após um mês, o doente registou uma melhoria da libido e da potência, e podia ter relações sexuais diariamente. O volume testicular manteve-se inalterado, mas os níveis de testosterona livre e de gonadotrofinas atingiram níveis normais [8].

Em 2003, Tan e Vasudevan, dos Estados Unidos, observaram a normalização da testosterona e a restauração do eixo hipófise-gonadal numa doente tratada com citrato de clomifeno durante dois meses.

Relataram um doente do sexo masculino com trinta anos de idade que apresentava hipogonadismo sintomático resultante do abuso de múltiplos esteróides anabolizantes e que foi tratado com sucesso com citrato de clomifeno oral 100 mg por dia durante dois meses. O tratamento foi associado a uma melhoria sintomática que ocorreu em associação com a normalização do nível de testosterona, pico de LH e restauração do eixo pituitário-gonadal [9].
Em 2006, David J Handelsman, da Austrália, analisou estudos controlados por placebo e encontrou provas inequívocas que sugerem que a administração de gonadotropina coriónica humana e de bloqueadores de estrogénios por homens pode resultar regularmente num aumento do nível de testosterona no sangue, o que pode ajudar o crescimento muscular e aumentar a força [63].

Em conclusão, as gonadotrofinas injectáveis e o citrato de clomifeno oral representam alternativas promissoras aos esteróides anabolizantes no contexto do culturismo e de outros desportos. Ambas as modalidades de tratamento demonstraram eficácia no restabelecimento dos níveis de testosterona e na reversão de complicações reprodutivas induzidas por esteróides. Dado que os atletas e os culturistas procuram opções mais seguras para melhorar o desempenho, é necessária mais investigação para solidificar os papéis destes tratamentos, estabelecer protocolos de dosagem ideais e avaliar a segurança a longo prazo. A promoção da sensibilização para os riscos associados à utilização de esteróides anabolizantes e para os potenciais benefícios das gonadotrofinas e do clomifeno pode contribuir para melhores resultados em termos de saúde na comunidade atlética.

# CAPÍTULO CINCO

# O ESTERÓIDE ANABOLIZANTE INJECTÁVEL MAIS SEGURO: DECANOATO DE NANDROLONA

Embora os esteróides anabolizantes possam oferecer benefícios terapêuticos, é fundamental sublinhar que doses elevadas e a utilização de múltiplos esteróides anabolizantes podem representar sérios riscos para a saúde. Estas práticas podem levar a disfunções endócrinas, como a supressão da hormona folículo-estimulante e da hormona luteinizante (LH), resultando em hipogonadismo hipogonadotrópico, atrofia testicular, azoospermia e impotência. Além disso, os utilizadores podem sofrer de disfunção hepática, hepatoma e vários efeitos neuropsiquiátricos.

## HISTÓRIA CLÍNICA E APLICAÇÕES DO DECANOATO DE NANDROLONA

O decanoato de nandrolona, um esteroide anabolizante injetável introduzido em 1960[64], tem sido utilizado em contextos clínicos há décadas. As suas aplicações incluem o tratamento de doenças como a malignidade, a retinopatia diabética, a distrofia muscular e a anemia aplástica, a anemia da insuficiência renal crónica, o cancro da mama, a osteoporose, o raquitismo refratário, a acondroplasia, a paralisia cerebral, a infeção pelo VIH e a recuperação de queimaduras [65-78].

Em 1970, Hervé et al. relataram que o decanoato de nandrolona é um dos esteróides anabolizantes menos androgénicos e virilizantes, demonstrando resultados satisfatórios em dez doentes com anemia aplástica após tratamento com 50 mg semanais durante 3-16 meses [68].

Um estudo realizado por Kellokumpu-Lehtinen et al. em 1987 observou que o decanoato de nandrolona intramuscular (50 mg duas vezes por semana ou 100 mg de três em três semanas) para o cancro da mama avançado em mulheres estava associado a efeitos secundários ligeiros, afirmando a sua tolerabilidade [71].

Do mesmo modo, Hassager et al., da Dinamarca, em 1989, mostraram que a terapêutica com decanoato de nandrolona (50 mg a cada 3-4 semanas durante 1-2 anos) melhorou a massa óssea em mulheres pós-menopáusicas sem alterações adversas nos perfis lipídicos que pudessem elevar os riscos cardiovasculares [73].

Estudos recentes de Gold et al. da Austrália, em 1996, e de Yasser Helmy e Ali Tasnim Ali, em 2022, do Egito, sublinharam ainda mais o perfil de segurança do decanoato de nandrolona como um esteroide anabolizante relativamente suave [77, 78].

Contudo, estudos em animais indicaram que doses elevadas de decanoato de nandrolona podem provocar lesões hepáticas reversíveis, o que sugere que, embora possa ser mais seguro do que outros esteróides, é necessário ter cuidado [79, 80].

## TESTOSTERONA VS. DECANOATO DE NANDROLONA

### Atividade androgénica

O decanoato de nandrolona possui uma atividade androgénica inferior à da testosterona, atribuída à sua menor afinidade pelos receptores androgénicos. Esta menor androgenicidade contribui para um menor risco de efeitos secundários, como o aumento da próstata e a atrofia testicular. Ao contrário da testosterona, que pode estimular o crescimento do tecido prostático, a nandrolona não apresenta o mesmo efeito, em parte devido à sua conversão em 5α-dihidronandrolona, uma forma menos ativa mediada pela 5α-redutase [81, 82].

Embora a nandrolona possa levar à atrofia testicular através de um feedback negativo no eixo hipotálamo-hipófise-gonadal, alguns estudos sugerem que tem um impacto mais ligeiro na função gonadal em comparação com a testosterona [83].

Estudos clínicos demonstraram que o decanoato de nandrolona é relativamente seguro, com efeitos secundários ligeiros registados em tratamentos de longa duração. É frequentemente citado como um esteroide anabolizante injetável mais seguro devido aos seus efeitos androgénicos mais baixos. No entanto, é essencial reconhecer que nenhum esteroide anabolizante está isento de riscos. Uma avaliação clínica exaustiva e uma avaliação do risco individual são fundamentais quando se considera qualquer terapia com esteróides anabolizantes.

Quando se discutem os riscos associados aos esteróides anabolizantes, é importante considerar tanto os perfis farmacológicos das substâncias como as provas clínicas que rodeiam a sua utilização.

# CAPÍTULO SEIS

## A OSTARINA (MK-2866 OU ENOBOSARM) PODE SER UTILIZADA COMO UMA ALTERNATIVA MAIS SEGURA AOS ESTERÓIDES ANABOLIZANTES NA MUSCULAÇÃO E NOUTROS DESPORTOS?

Apesar do conhecimento generalizado dos riscos associados à utilização de esteróides anabolizantes, muitos atletas, em particular os culturistas, continuam a ignorar estes avisos. Isto levou a um aumento do interesse pelos moduladores selectivos dos receptores de androgénio não esteróides (SARM) como potenciais alternativas.

A ostarina (MK-2866, também conhecida como enobosarm) é um SARM desenvolvido pela GTx, Inc. que chamou a atenção pela sua capacidade de se ligar seletivamente aos receptores de androgénios. Esta ligação selectiva pode proporcionar efeitos anabólicos no tecido muscular e ósseo, minimizando os efeitos noutros tecidos sensíveis aos androgénios, como a próstata e os folículos pilosos. Ensaios clínicos, incluindo estudos de Fase I, II e III, demonstraram que a ostarina pode melhorar significativamente a massa corporal magra, a função física e a força [84, 85, 86].

Em 2009, os investigadores norte-americanos Mihail F. Zilbermint (Figura-4A) e Adrian Sandra Dobs (Figura-4B) destacaram o potencial da ostarina como agente anabólico não esteroide, referindo a sua eficácia no aumento da massa corporal magra total e na melhoria do desempenho funcional com um perfil de efeitos secundários favorável [84].

Um notável ensaio clínico de fase II conduzido por James T. Dalton (Figura-4C) nos Estados Unidos em 2011 envolveu 120 idosos saudáveis do sexo masculino e do sexo feminino na pós-menopausa. O estudo concluiu que a ostarina foi bem tolerada e produziu um aumento dependente da dose na massa corporal magra, juntamente com melhorias na função física e na resistência à insulina [85].

Esta investigação apoia a noção de que a ostarina pode oferecer benefícios anabólicos sem os efeitos secundários graves normalmente associados aos esteróides anabólicos tradicionais.

Estudos recentes examinaram igualmente a segurança da ostarina em contextos clínicos.

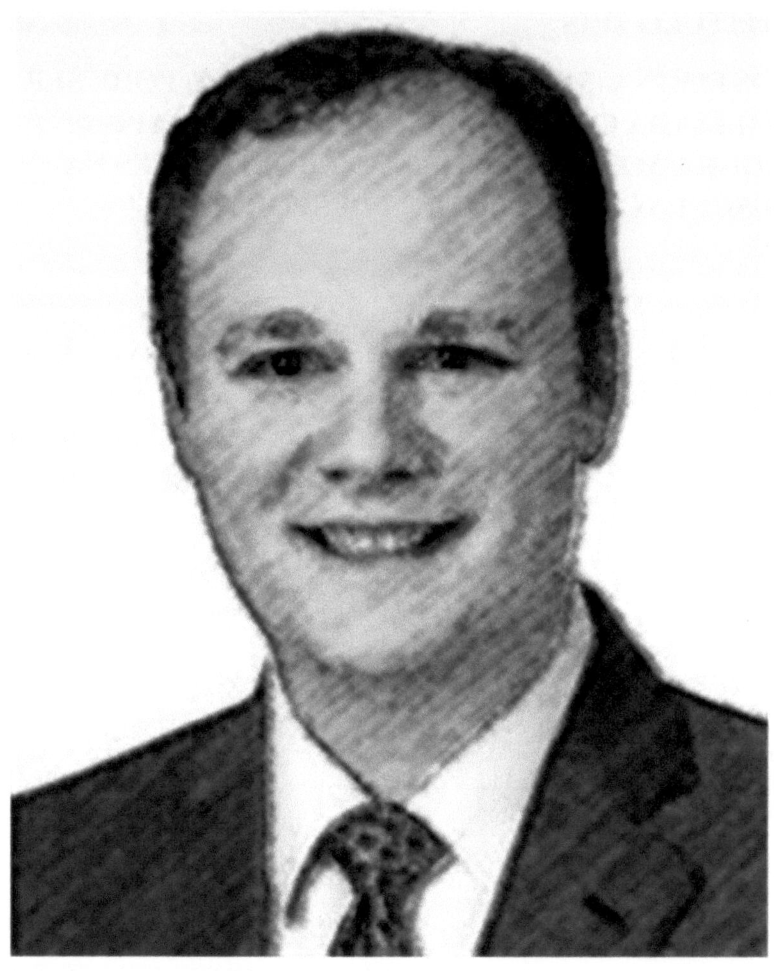

**Figura-4A: Mihail F Zilbermint, dos Estados Unidos**

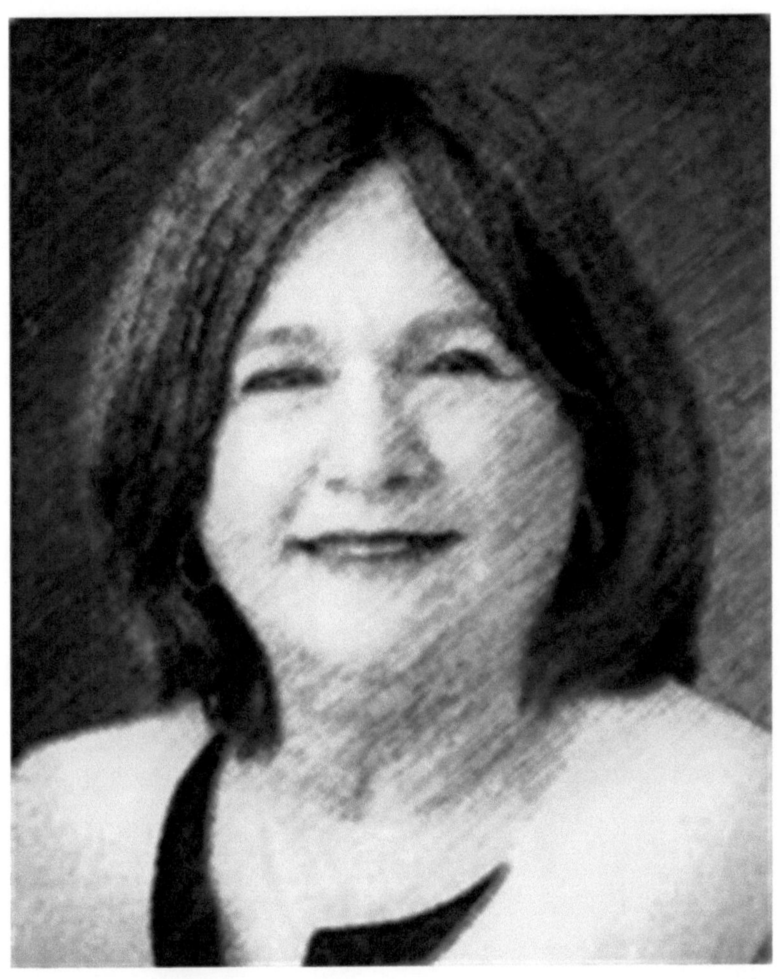

**Figura-4B: Adrian Sandra Dobs, dos Estados Unidos**

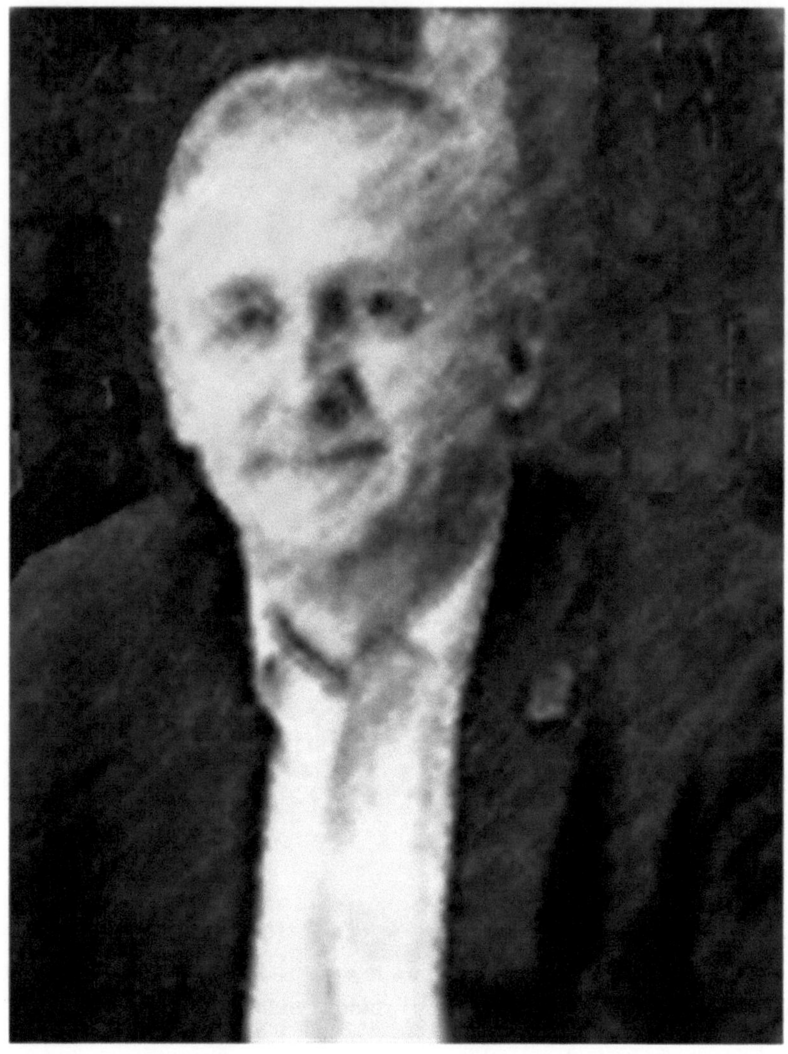

**Figura-4C: James T Dalton, dos Estados Unidos**

Por exemplo, um estudo de 2024 realizado por Palmieri et al. explorou a utilização de enobosarm oral no tratamento do cancro da mama avançado. Eles relataram que 8% dos pacientes que receberam 9 mg por dia apresentaram efeitos colaterais de grau 3 ou 4, com a taxa subindo para 16% naqueles que receberam 18 mg. Os efeitos secundários mais comuns incluíram aumento das transaminases hepáticas, hipercalcemia e fadiga [87].

Apesar do seu potencial terapêutico, a ostarina não escapou ao escrutínio no contexto da dopagem no desporto. Um relatório de Alvarez e colegas indicou que a ostarina se tornou uma substância amplamente utilizada para melhorar o desempenho, sendo responsável por um número significativo de casos de dopagem em 2021 [88]. Este facto levanta importantes considerações éticas relativamente à sua utilização em contextos de competição.

Em conclusão, embora a ostarina apresente uma alternativa promissora aos esteróides anabolizantes devido à sua ação selectiva e ao seu perfil de segurança relativamente favorável, é essencial mais investigação para compreender plenamente os seus efeitos a longo prazo, potenciais efeitos secundários e implicações para o desempenho atlético e a saúde. Os atletas devem ponderar os benefícios e as implicações éticas da utilização destas substâncias no desporto.

# CONCLUSÕES

Muitos culturistas consideram a testosterona intramuscular semanal como o regime anabólico mais seguro. No entanto, os dados disponíveis sugerem que a oxandrolona oral pode ser o esteroide anabolizante mais seguro. Isto deve-se principalmente ao seu risco mínimo de danos no fígado e à sua menor atividade androgénica em comparação com a testosterona, o que reduz o risco de aumento da próstata.

Estudos clínicos demonstraram que o decanoato de nandrolona é relativamente seguro, com efeitos secundários ligeiros registados em tratamentos de longa duração. Possui uma menor atividade androgénica em comparação com a testosterona, atribuída à sua menor afinidade pelos receptores de androgénios. Esta menor androgenicidade contribui para um menor risco de efeitos secundários, como o aumento da próstata e a atrofia testicular. Ao contrário da testosterona, que pode estimular o crescimento do tecido prostático, a nandrolona não apresenta o mesmo efeito, em parte devido à sua conversão em 5α-dihidronandrolona, uma forma menos ativa mediada pela 5α-redutase.

As gonadotrofinas injectáveis e o citrato de clomifeno oral representam alternativas promissoras aos esteróides anabolizantes no contexto do culturismo e de outros desportos. Ambas as modalidades de tratamento demonstraram eficácia no restabelecimento dos níveis de testosterona e na reversão das complicações reprodutivas induzidas pelos esteróides.

À medida que os atletas e culturistas procuram opções mais seguras para melhorar o desempenho, é necessária mais investigação para solidificar os papéis destes tratamentos, estabelecer protocolos de dosagem ideais e avaliar a segurança a longo prazo. A promoção da sensibilização para os riscos associados à utilização de esteróides anabolizantes e para os potenciais benefícios das gonadotrofinas e do clomifeno pode contribuir para melhores resultados em termos de saúde na comunidade atlética.

A ostarina constitui uma alternativa promissora aos esteróides anabolizantes devido à sua ação selectiva e ao seu perfil de segurança relativamente favorável. É essencial prosseguir a investigação para compreender plenamente os seus efeitos a longo prazo, os potenciais efeitos secundários e as implicações para o desempenho desportivo e a saúde. Os atletas devem ponderar os benefícios e as implicações éticas da utilização destas substâncias no desporto.

# RECONHECIMENTO

O autor detém os direitos de autor de todos os esboços (Figuras) incluídos neste livro.

**Conflito de interesses:** Nenhum.

# REFERÊNCIAS

1-Al-Mosawi AJ. Suplemento desportivo: The available evidence.1st ed., Saarbrücken; LAP Lambert Academic Publishing: 2012 (ISBN: 978-3-659-30363-0).

2-Al-Mosawi AJ. A utilização da creatina no desporto: The available evidence. LAP LAMBERT Academic Publishing: Dez, 2022 (ISBN: 978-620-5-52875-4).

3-Al-Mosawi AJ. A utilização da creatina no desporto: Um artigo educacional. Paradigma Academic Press Journal of Innovations in Medical Research (ISSN 2788-7022) Jul 2023; 2 (7): 1-12. Doi: 10.56397/JIMR/2023.07.01.

4-Martikainen H. Alen M, Rahkila P, Vihko R. Reatividade testicular à gonadotrofina coriónica humana durante o hipogonadismo hipogonadotrófico transitório induzido por esteróides androgénicos/anabolizantes em atletas de potência. J Steroid Biochem 1986; 25:109-12.

5-Turek PJ, Williams RH, Gilbaugh JH 3rd, Lipshultz LI. A reversibilidade da azoospermia induzida por esteróides anabolizantes. J Urol 1995 May; 153(5):1628-30.

6-Gill GV. Hipogonadismo induzido por esteróides anabolizantes tratado com gonadotropina coriónica humana. Postgrad Med J 1998 Jan; 74(867):45-6. Doi: 10.11 36/pgmj.74.867.45.

7-Menon DK. Successful treatment of anabolic steroid-induced azoospermia with human chorionic gonadotropin and human menopausal gonadotropin. Fertil Steril 2003 Jun; 79 Suppl 3:1659-61. Doi: 10.1016/s0015-0282 (03) 00365-0.

8-Bickelman C, Ferries L, Eaton RP. Impotência relacionada com o uso de esteróides anabolizantes num culturista. Resposta ao citrato de clomifeno. West J Med 1995 Feb; 162(2):158-60.

9-Tan RS, Vasudevan D. Use of clomiphene citrate to reverse premature andropause secondary to steroid abuse. Fertil Steril 2003 Jan; 79(1):203-5. Doi: 10.1016/s0015-0282 (02)04550-8.

10-Ryan AJ. Os esteróides anabolizantes são ouro de tolo. Fed Proc 1981 Oct; 40 (12): 2682-8.

11-Luke JL, Farb A, Virmani R, Sample RH. Morte cardíaca súbita durante o exercício num halterofilista que utilizava esteróides anabolizantes androgénicos: resultados patológicos e toxicológicos. J Forensic Sci 1990 Nov; 35(6):1441-7.

12-Lyngberg KK. Myokardieinfarkt og død af bodybuilder behandlet med anabole steroider [Enfarte do miocárdio e morte de um fisiculturista após a utilização de esteróides anabolizantes]. Ugeskr Laeger 1991 Feb 18; 153(8):587-8 [Artigo em dinamarquês].

13-Kennedy MC, Lawrence C. Abuso de esteróides anabolizantes e morte cardíaca. Med J Aust 1993 Mar 1; 158(5):346-8.Doi: 10.5694/j.1326-5377.1993.tb121 797.x.

14-Karlson P. Adolf Butenandt (1903-1995). Nature 1995 Feb 23; 373 (65 16): 660. Doi: 10.1038/373660b0.

15-Vladimir P Jeger, Oskar J. "Leopold Ruzicka (13 de setembro de 1887-26 de setembro de 1976)". Biogr Mem Fellows R. Soc 1980; 26: 411-501. Doi: 10.1098/ rsbm.1980.0013.

16-Foss GL. Some Clinical Applications of the Male and Female Sex Hormones (Algumas Aplicações Clínicas das Hormonas Sexuais Masculinas e Femininas). Bristol Med Chir J (1883) 1938 primavera; 55(207): 23-42.

17-Foss GL. A aplicação oral de metil testosterona e a sua simplificação da terapia androgénica.Br Med J 1939 Jul 1; 2(4095):11-28.4. Doi: 10.1136/ bmj.2.4095.11.

18-Foss GL, Simpson SL. Metiltestosterona oral e iterícia. Br Med J. 1959 Jan 31; 1(5117):259-63. Doi: 10.1136/bmj.1.5117.259.

19-Desaulles PA, Kraehenbuehl C, Schuler W, bein hj. [Estudo experimental do dianabol, um novo agente anabolizante. 17 alfa-Metil-17 beta-hidroxi-androstano-1, 4-dieno-3-ona]. Schweiz Med Wochenschr 1959 Dec 12;89:1313-8 [Artigo em francês].

20-Foss GL. Algumas experiências com um novo esteroide anabólico (metandrostenolona). Br Med J 1960 Apr 30; 1(5182):1300-5. Doi: 10.11 36/bmj.1.5182.1300.

21-Wynn V, Landon J. A study of the androgenic and some related effects of methandienone. Br Med J 1961 Apr 8; 1(5231):998-1003. Doi: 10.1136/bmj. 1.5231.998.

22-Myerson RM. Estudos clínicos e metabólicos sobre um novo esteroide anabolizante, a oximetolona. Am J Med Sci 1961 Jun; 241:732-8. Doi: 10.1097/00000441 -196106000-00006.

23-Lapinsohn LI. Esteróides anabolizantes no tratamento de estados psiquiátricos (efeito da oximetolona). Dis Nerv Syst 1962 Apr;23:226-30.

24-Bourgeois M, Vincent D. l'oxym'etholone. essai th'erapeutique sur 50 malades de neuro-psychiatrie [Oximetolona. ensaio terapêutico de 50 pacientes neuro-psiquiátricos]. J Med Bord 1964 Feb; 141:260-3 [Artigo em francês].

25-Heredia Diaz G. [Efeito da oximetolona em crianças com síndrome nefrótica]. Medicina (Mex) 1962 Jul 10; 42:249-63 [Artigo em espanhol].

26-Amaha E, Hagai A, Takagi S, Nakano T. [Experiência na utilização de uma hormona anabólica (Anadrol) na retinopatia diabética]. Rinsho Ganka 1962 Oct; 16:1069-74 [Artigo em japonês].

27-Guzmanjasso R. Tratamiento de la desnutrici'on infantil con oximetolona y l-lisina [Tratamento da desnutrição infantil com oximetolona e L-lisina]. Medicina (Mex) 1964 Jun 10; 44:249-52 [Artigo em espanhol].

28-Gomezleal A, Ricobazaldua MG. El USO de la oximetolona en la anemia refractaria [O uso da oximetolona na anemia refractária]. Medicina (Mex) 1964 Dec 25; 44:593-9 [Artigo em espanhol].

29-Allen DM, Fine MH, Necheles TF, Dameshek W. Oxymetholone therapy in aplastic anemia. Blood 1968 Jul; 32(1):83-9.

30-Levin J, Trafford JA, Bishop PM. Stanozolol, um novo esteroide anabolizante. J New Drugs 1962 Jan-Feb; 2:50-5.

31-Pergola F. [Stanozolol, um novo anabolizante. Estudo de 200 casos]. Prensa Med Argent. 1962 Feb 2; 49:274-90 [Artigo em espanhol].

32-Snow EW. Uso de stanazolol em debilidade grave. Northwest Med 1963 Mar; 62:194.

33-Marchionni HM. [Anabolizantes em psiquiatria. Experiência com stanozolol]. Dia Med. 1963 Jun 13; 35:810[Artigo em espanhol].

34-Job JC, Sizonenko PC, Rossier A. Effets du Stanozolol (17-beta-hydroxy-17-alpha-methyl-androstanopyrazole) sur les retards de croissance [Efeitos do Stanozolol (17-beta-hydroxy-17-alpha-methyl-androstano-pyrazole) no atraso de crescimento]. Arch Fr Pediatr 1967 Aug-Sep; 24(7):761-74 [Artigo em francês].

35-Fox M, Minot AS, Liddle GW. Oxandrolona: um esteroide anabolizante potente de nova configuração química. J Clin Endocrinol Metab 1962 Sep; 22:921-4. Doi: 10.1210/jcem-22-9-921.

36-Ray CG, Kirschvink JF, Waxman SH, Kelley VC. Estudos sobre esteróides anabolizantes. II. O efeito da oxandrolona na altura e na maturação do esqueleto em crianças mongolóides (um relatório preliminar). Am J Dis Child 1963 Oct; 106: 375-80.

37-Danowski TS, Lee FA, Cohn RE, D Ambrosia RD, Limaye NR. Oxandrolone therapy of growth retardation. Am J Dis Child 1965 Jun; 109:526-32.Doi: 10.1001/archpedi. 1965.02 090020528006.

38-Ray CG, Kirschvink JF, Waxman SH, Kelley VC. Estudos sobre esteróides anabolizantes. 3. O efeito da oxandrolona na altura e na maturação do esqueleto em crianças mongolóides. Am J Dis Child 1965 Dec; 110(6):618-23. Doi: 10.100 1/archpedi.1965.02090030646005.

39-Zangeneh F, Steiner MM. Oxandrolone therapy in growth retardation of children. Am J Dis Child 1967 Feb; 113(2):234-41.Doi: 10.1001/archpedi. 1967.02090170098010.

40-Danowski TS, Weir TF, Girdany B, Lee FA. Oxandrolone therapy in stunting and in ovarian dysgenesis. Clin Pharmacol Ther 1967 Jul-Aug; 8(4):548-53. Doi: 10.1002/cpt19 6784548.

41-Limbeck GA, Ruvalcaba RH, Mahoney CP, Kelley VC. Estudos sobre esteróides anabolizantes. IV. Os efeitos da oxandrolona na altura e na maturação esquelética no atraso de crescimento sem complicações. Clin Pharmacol Ther 1971 Sep-Oct; 12(5):798-805.Doi: 10.1002/cpt1971125 798.

24-Rosenbloom AL, Frias JL. Oxandrolona para promoção do crescimento na síndrome de Turner. Am J Dis Child 1973 Mar; 125(3):385-7. Doi: 10.1001/archpedi. 1973.04160030053010.

43-Ruvalcaba RH, Limbeck GA, Tattoni DS, Moore DC, Kelley VC. Estudos sobre esteróides anabolizantes. VIII. Estatura adulta de homens com síndrome de Down tratados com oxandrolona durante a infância. J Pediatr 1976 Mar; 88(3):504-5. Doi: 10.1016/s0022-3476(76)80280-6.

44-Moore DC, Tattoni DS, Limbeck GA, Ruvelcaba RH, Lindner DS, Gareis FJ, Al-Agba S, Kelley VC. Estudos sobre esteróides anabolizantes: v. efeito da administração prolongada de oxandrolona no crescimento de crianças e adolescentes com baixa estatura não complicada. Pediatrics 1976 Sep; 58(3):412-22.

45-Moore DC, Tattoni DS, Ruvalcaba RH, Limbeck GA, Kelley VC. Estudos sobre esteróides anabolizantes. VI. Efeito da administração prolongada de oxandrolona no crescimento de crianças e adolescentes com disgenesia gonadal. J Pediatr 1977 Mar; 90(3):462-6. Doi: 10.1016/s00 22-3476(77)80717-8.

46-Urban MD, Lee PA, Dorst JP, Plotnick LP, Migeon CJ. Terapia com oxandrolona em pacientes com síndrome de Turner. J Pediatr 1979 May; 94(5):823-7. Doi: 10.1016/s0022-34 76(79)80170-5.

47-Schönberger W, Benes P, Morsches B, Zabel B, Scheidt E. Verbesserung des Längenwachstums bei Ullrich-Turner-Syndrom durch Oxandrolon. Abhängigkeit von der Steroidhormonausscheidung im Urin [Melhoria do crescimento longitudinal na síndrome de Ullrich-Turner com oxandrolona. Função da excreção urinária de hormonas esteróides]. Dtsch Med Wochenschr 1982 Jul 2; 107(26):1008-11 [Artigo em alemão]. Doi: 10.1055/ s-2008-107 0063.

48-Sigler MH, Issekutz B Jr. Efeitos dos esteróides anabolizantes na insuficiência renal crónica. I. Efeitos a curto prazo. Arch Intern Med 1967 Oct; 120(4):408-16.

49-Goldman AG, Zarday Z. Efeitos da oxandrolona na insuficiência renal avançada. Relatório de estudos de equilíbrio metabólico. N Y State J Med 1973 Jan 15; 73(2):316-9.

50-Jones RW, El Bishti MM, Bloom SR, Burke J, Carter JE, Counahan R, Dalton RN, Morris MC, Chantler C. The effects of anabolic steroids on growth, body composition, and metabolism in boys with chronic renal failure on regular hemodialysis. J Pediatr 1980 Oct; 97(4):559-66. Doi: 10.1016/s0022-3476(80)80009-6.

51-Schirren C. Die Behandlung der postpuberalen Leydig-Zell-Insuffizienz mit 1-alpha-Methyl-5-alpha-androstan-17-beta-ol-3-on (Mesterolon) [O tratamento da insuficiência pós-púbere das células de Leydig com 1-alpha-methyl-5-alpha-androstan-17-beta-ol-3-one (Mesterolone)]. Arzneimittelforschung 1966 Apr; 16(4):463-5 [Artigo em alemão].

52-Coert A, Geelen J, de Visser J, van der Vies J. The pharmacology and metabolism of testosterone undecanoate (TU), a new orally active androgen. Ata Endocrinol (Copenhaga) 1975 Aug; 79(4):789-800. Doi: 10.1530/ata.0.07 90789.

53-Vazquez E. Comparação entre Oxandrina e Anadrol-50. Posit Aware. 1998 Jul-Ago; 9(4):49-51.

54-Sachs BA, Wolfman L. Effect of oxandrolone on plasma lipids and lipoproteins of patients with disorders of lipid metabolism. Metabolism 1968 May; 17(5):400-10. Doi: 10.1016/0026-0495(68)90062-0.

55-Doyle AE, Pinkus NB, Green J. The use of oxandrolone in hyperlipidaemia. Med J Aust 1974 Feb 2; 1(5):127-9. Doi: 10.5694/j.1326-5377.1974. tb476 82.x.

56-Malmendier CL, van den Bergen CJ, Emplit G, Delcroix C. Um estudo a longo prazo da eficácia da oxandrolona nas hiperlipoproteinemias. J Clin Pharmacol 1978 Jan; 18(1):42-53. Doi: 10.1002/j.1552-4604.1978.tb01559 .x.

57-Hara T, Miller JP, Gotto AM Jr, Patsch JR. Oxandrolone and plasma triglyceride reduction: effect on triglyceride-rich and high density lipoproteins. Artery 1981; 9(5):328-41.

58-Mendenhall CL, Anderson S, Garcia-Pont P, Goldberg S, Kiernan T, Seeff LB, Sorrell M, Tamburro C, Weesner R, Zetterman R, et al. Sobrevivência a curto e longo prazo em doentes com hepatite alcoólica tratados com oxandrolona e prednisolona. N Engl J Med 1984 Dec 6; 311(23):1464-70. Doi: 10.1056/NEJM198412063112302.

59-Orr R, Fiatarone Singh M. The anabolic androgenic steroid oxandrolone in the treatment of wasting and catabolic disorders: review of efficacy and safety. Drugs 2004; 64(7):725-50. Doi: 10.2165/00003495-200464070-0000 4.

60-Kicman AT, Brooks RV, Cowan DA. Human chorionic gonadotrophin and sport. Br J Sports Med. 1991 Jun; 25(2):73-80. Doi: 10.1136/bjsm. 25.2. 73.

61-De Leo V, la Marca A, Pasqui L, Zhu B, Morgante G. Efeitos da administração de gonadotropina coriónica humana na secreção de testosterona testicular durante o exercício prolongado. Fertil Steril 2000 Apr; 73(4):864-6. Doi: 10.1016/s0015-0282(99)00627-5.

62-Karila T, Hovatta O, Seppälä T. O abuso concomitante de esteróides anabolizantes androgénicos e de gonadotrofina coriónica humana prejudica a espermatogénese em atletas de potência. Int J Sports Med 2004 May; 25(4):257-63.Doi: 10.1055/s-2004-819936.

63-Handelsman DJ. Clinical review: The rationale for banning human chorionic gonadotropin and estrogen blockers in sport. J Clin Endocrinol Metab 2006 maio; 91(5):1646-53. Doi: 10.1210/jc.2005-2569.

64-de Visser, Overbeek GA. Propriedades farmacológicas do decanoato de nandrolona. Ata Endocrinol (Copenhaga). 1960 Nov; 35:405-12. Doi: 10.1530/ ata.0.xxxv0405.

65-Reiffenstuhl G. [A utilização clínica da deca-durabolina em doentes com carcinoma]. Med Klin 1961 May 12; 56:847-9 [Artigo em alemão].

66-Oosterhuis JA, Loewer-Sieger DH. Treatment of diabetic retinopathy with nandrolone-decanoate (Decadurabolin). Ophthalmologica 1962; 144: 346-70. Doi: 10.1159/0003043 74.

67-Barwick DD, Newell DJ, Walton JN. Methandrostenolone and nandrolone decanoate in muscular dystrophy; a controlled trial. Neurology 1963 Jan; 13:12-23. Doi: 10.1212/wnl.13.1.12.

68-Hervé L, Daiber A, Con I, Donoso A. Treatment of aplastic anemia with nandrolone decanoate. Blood 1970 Dec; 36(6):748-53.

69-Williams JS, Stein JH, Ferris TF. Terapia com decanoato de nandrolona para pacientes em hemodiálise. Um estudo controlado. Arch Intern Med 1974 Aug; 134(2):289-92.

70-Heinonen E, Alanko A, Gröhn P, Rissanen P. Nandrolone decanoate added to tamoxifen in the treatment of advanced breast cancer. Breast Cancer Res Treat. 1985; 5(1):75-80. Doi: 10.1007/BF01807653.

71-Kellokumpu-Lehtinen P, Huovinen R, Johansson R. Hormonal treatment of advanced breast cancer. Um ensaio aleatório de tamoxifeno versus decanoato de nandrolona. Cancer 1987 Nov 15; 60(10):2376-81.

72-Gennari C, Agnusdei D, Gonnelli S. Effetti ossei della terapia con nandrolone decanoato nella osteoporosi postmenopausale [Efeitos nos ossos da terapia com decanoato de nandrolona na osteoporose pós-menopáusica]. Minerva Endocrinol. 1989 Jan-Mar; 14(1):69-74 [Artigo em italiano].

73-Hassager C, Riis BJ, Pødenphant J, Christiansen C. Tratamento com decanoato de nandrolona da osteoporose pós-menopausa durante 2 anos e efeitos da retirada. Maturitas 1989 Dec; 11(4):305-17.Doi: 10.1016/0378-5122 (89) 90027-3.

74-Al-Mosawi AJ. Experiência com raquitismo refratário resistente à vitamina D e agente anabólico derivado de alquil testosterona não-17α. Therapy (Clinical practice) [p-ISSN: 2044-9038, e- ISSN: 2044-9046] Jan 2005; 2 (1):91-94.Doi:10.2217/14750708.2.1.91.

75-Al-Mosawi AJ. Efeito dramático do anabolizante derivado de alfa-alquil testosterona não-17 no crescimento de uma criança com acondroplasia a curto prazo. Therapy (Clinical practice) [p-ISSN: 2044-9038, e-ISSN: 2044-9046] Sep 2006:3(5): 605-607. Doi:10.2217/14750708.3.5.605.

76-Al-Mosawi AJ. A experiência com o uso de decanoato de nandrolona e piritinol em crianças com paralisia cerebral. Revista de acesso aberto de ciência e pesquisa biogenérica (ISSN: 2692-1081) 2020; 2 (3): 1-3 Doi: 10.46718 / JBGSR.2020.01.000051.

77-Gold J, High HA, Li Y, Michelmore H, Bodsworth NJ, Finlayson R, Furner VL, Allen BJ, Oliver CJ. Safety and efficacy of nandrolone decanoate for treatment of wasting in patients with HIV infection. AIDS 1996 Jun; 10(7):745-52. Doi: 10.1097/00002030-199606001-00008.

78-Ali YH, Ali T. Nandrolone decanoate safely combates catabolism in burned patients: Uma nova indicação potencial após a retirada. Queimaduras 2022 Fev; 48(1):59-68. Doi: 10.1016/j.burns.2021.04.011.

79-Vieira RP, França RF, Damaceno-Rodrigues NR, Dolhnikoff M, Caldini EG, Carvalho CR, Ribeiro W. Resposta hepática dose-dependente à administração subcrónica de decanoato de nandrolona. Med Sci Sports Exerc 2008 May; 40(5):842-7. Doi: 10.1249/MSS.0b013e3181666f1c.

80-Shalaby AM, Bahey NG. Reversão dos danos hepáticos induzidos pela dose suprafisiológica de decanoato de nandrolona após a sua retirada no rato macho adulto. Tissue Cell. 2018 Ago; 53:44-52. Doi: 10.1016/j.tice.2018. 05.013.

81-Bhasin S, Brito JP, Cunningham GR, Hayes FJ, Hodis HN, Matsumoto AM, Snyder PJ, Swerdloff RS, Wu FC, Yialamas MA. Terapia com testosterona em homens com hipogonadismo: An endocrine society clinical practice guideline. J Clin Endocrinol Metab 2018 1 de maio; 103 (5): 1715-1744. Doi: 10.1210/jc. 2018-00229.

82-Patanè FG, Liberto A, Maria Maglitto AN, Malandrino P, Esposito M, Amico F, Cocimano G, Rosi GL, Condorelli D, Nunno ND, Montana A. Nandrolone decanoate: Utilização, ABUSO E EFEITOS COLATERAIS. Medicina (Kaunas) 2020 Nov 11; 56(11):606. Doi: 10.3390/medicina56110606.

83-Gårevik N, Börjesson A, Choong E, Ekström L, Lehtihet M. Impacto de uma dose única de decanoato de nandrolona nas gonadotrofinas, lípidos no sangue e HMG CoA redutase em homens saudáveis. Andrologia 2016 Jun; 48(5):595-600. Doi: 10.1111/and.12488.

84-Zilbermint MF, Dobs AS. Modulador não esteroide seletivo do recetor de androgénio Ostarine na caquexia do cancro. Future Oncol 2009 Oct; 5(8):1211-20. Doi: 10.2217/fon.09.106.

85-Dalton JT, Barnette KG, Bohl CE, Hancock ML, Rodriguez D, Dodson ST, Morton RA, Steiner MS. O modulador seletivo dos receptores de androgénio GTx-024 (enobosarm) melhora a massa corporal magra e a função física em homens idosos saudáveis e mulheres pós-menopáusicas: resultados de um ensaio de fase II, em dupla ocultação e controlado por placebo. J Cachexia Sarcopenia Muscle 2011 Sep; 2(3):153-161. Doi: 10.1007/s13539-011-0034-6.

86-Srinath R, Dobs A. Enobosarm (GTx-024, S-22): um potencial tratamento para a caquexia. Future Oncol 2014 Feb; 10(2):187-94. Doi: 10.2217/fon.13.27 3.

87-Palmieri C, Linden H, Birrell SN, Wheelwright S, Lim E, Schwartzberg LS, Dwyer AR, Hickey TE, Rugo HS, Cobb P, O'Shaughnessy JA, Johnston S, Brufsky A, Tilley WD, Overmoyer B. Activity and safety of enobosarm, a novel, oral, selective androgen recetor modulator, in androgen recetor-positive, oestrogen recetor-positive, and HER2-negative advanced breast cancer (Study G200802): a randomised, open-label, multicentre, multinational, parallel design, phase 2 trial. Lancet Oncol 2024 Mar; 25(3): 317-325. Doi: 10.1016/S1470-2045(24)00004-4 [86].

88-Alvarez JC, Etting I, Larabi IA. Contaminação de fluidos corporais no contexto de um resultado analítico adverso em dopagem: Sobre um caso envolvendo ostarina. Clin Chim Ata 2024 Abr 15; 557:117871. Doi: 10.1016/j.cca.2024.117871.

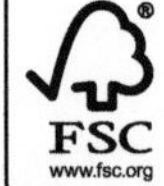


MIX
Papier aus verantwortungsvollen Quellen
Paper from responsible sources
FSC® C105338

Printed by Books on Demand GmbH, Norderstedt / Germany